U0198484

波克医疗
波克数字健康研究院
“达医晓护”医学传播智库
- 联合出版 -

医疗新质生产力探索

游戏化数字医疗概论

李 晶 - 陈 航 - 王 韬
主编

上海科学技术文献出版社
Shanghai Scientific and Technological Literature Press

图书在版编目（CIP）数据

游戏化数字医疗概论 / 李晶等主编．上海：上海科学技术文献出版社，2024．—ISBN 978-7-5439-9287-0

Ⅰ．R197.1-39

中国国家版本馆 CIP 数据核字第 2024E03Z14 号

责任编辑：黄婉清

封面设计：留白文化

游戏化数字医疗概论

YOUXIHUA SHUZIYILIAO GAILUN

李 晶　陈 航　王 韬　主编

出版发行：上海科学技术文献出版社

地　　址：上海市淮海中路 1329 号 4 楼

邮政编码：200031

经　　销：全国新华书店

印　　刷：商务印书馆上海印刷有限公司

开　　本：720mm×1000mm　1/16

印　　张：10

字　　数：136 000

版　　次：2024 年 12 月第 1 版　2024 年 12 月第 1 次印刷

书　　号：ISBN 978-7-5439-9287-0

定　　价：58.00 元

http://www.sstlp.com

本书编委名单

主　编

李　晶　波克医疗、波克数字健康研究院院长

陈　航　波克医疗首席医疗官

王　韬　上海市同济医院大健康工程管理研究所执行所长

副主编

蒋　平　上海市精神卫生中心

朱建辉　上海市第六人民医院

刘　睿　复旦大学附属眼耳鼻喉科医院

李　健　波克医疗、波克数字健康研究院

编　委

王勤美　温州医学院附属眼视光医院

靳令经　同济大学附属养志康复医院

陈津津　上海交通大学附属儿童医院

徐仲卿 上海市同仁医院

潘龙飞 西安交通大学第二附属医院

周敏杰 上海市第六人民医院

胡志秋 复旦大学附属闵行医院

王　伟 复旦大学附属上海市第五人民医院

钱明平 同济大学附属第十人民医院

沈碧玉 上海交通大学医学院附属上海儿童医学中心

钱风华 上海中医药大学附属岳阳中西医结合医院

满玉红 吉林大学第二医院

张剑萍 上海市第六人民医院

韩　蕊 复旦大学附属华东医院

周　璐 上海市保健医疗中心（华东疗养院）

吴胜男 上海市第一妇婴保健院

朱丽红 复旦大学附属华东医院

杨　玲 同济大学附属上海市第四人民医院

柳伊娜 上海市同济医院

席居哲 华东师范大学心理与认知科学学院

顾姝能 波克医疗、波克数字健康研究院

王怡然 波克医疗、波克数字健康研究院

庞瑞琪 上海市同济医院大健康工程管理研究所

序

简·麦格尼格尔在《游戏改变世界》一书这样说，游戏不会带我们走向文明的灭亡，它们会带领我们重塑人类文明。

要理解未来，就要回顾历史。游戏作为人类文明的基本组成部分已经有数千年的历史，游戏是人类的天性，从远古时期在游戏中学会生存技能，到当下用游戏填补精神需求，游戏在人类发展的历史长河中无时不在。时至今日，越来越多的人为游戏所吸引，而且更多的人认可“游戏不止于玩”这一说法，也有不少人对游戏创造美好的现实生活更感兴趣，他们开始致力于用游戏为现实社会中的我们做些什么。

20世纪80年代，随着“游戏化”概念的提出，游戏化机制逐步进入人们视野，并将属于游戏玩法的设计理念应用到非游戏领域。进入21世纪，在5G、AR/VR/XR、生成式人工智能等新兴技术不断涌现的背景下，各领域专家开始广泛借助新兴技术对游戏化机制应用进行深入研究，其中与医疗领域的融合获得了广泛关注，游戏化数字医疗的相关研究和诊疗方式在全球范围内正在迎来新的发展。我们也了解到，尽管游戏化数字医疗在中国仍然处于早期应用阶段，但是游戏业界、医疗领域一直积极探索其发展方向，游戏化数字医疗的进展正受到全社会的广泛关注。

本书拆解了游戏化数字医疗的“前世今生”，系统性阐述了其发展背景、理论与技术依据、临床应用方向及未来发展的机遇与挑战，客观介绍了游戏化数字医疗这一拥有蓬勃生命力的新概念。

书中有高屋建瓴的思考，梳理了游戏化数字医疗的发展脉络。游戏化机制为数字医疗提供了有效载体，二者深度结合后，能从根本上激发患者治疗动力，助力医生提高诊疗效率，提升医疗资源的可持续性并节省社会资源。

书中亦有脚踏实地的实践，从不同视角介绍了游戏化机制被运用至医疗领域后，游戏化数字医疗在不同疾病领域，为减轻家庭经济及精神负担、改善医疗环境等多方面所发挥的重要作用。在心理健康领域，其搭载互联网的游戏形式能够实现远程缓解患者的焦虑和抑郁情绪作用；在疼痛管理领域，其数字化虚拟现实系统的模式能实现记录、管理、减轻疼痛等多重功能；在康复领域，其充满趣味的交互形式则让康复训练变得不再枯燥。我们关注到游戏化数字医疗不仅使健康行为得到促进，治疗依从性也有所提升。

未来，游戏化数字医疗将持续融合前沿技术，成为大健康领域新质生产力的重要体现，对游戏行业、医疗行业意义重大。本书也将架起患者、家庭和医生之间互动与合作的桥梁，让三方都看到治疗的新方式、新可能。游戏人与医疗人坚信，以促进全民健康为使命的游戏化数字医疗必将拥有更广阔的发展前景！

敖然

前 言

数字医疗（Digital Medicine），包括测量和/或干预人类健康服务的循证软件和/或硬件产品。数字医疗产品都需要临床证据，对其监管、监督的要求各不相同。用于药物开发、被归类为医疗设备或医疗产品的数字医疗产品，包括起搏器、胰岛素泵、可消化传感器、与药物集成的数字组件、远程监测工具等，都需要监管及审批。

游戏化机制为数字医疗提供了一种具有强大优势的递送载体，以趣味性强、激励性高、参与性广以及依从性强为特征，改善治疗效果，缩短康复进程。游戏化数字医疗应运而生，即以经循证医学方法验证的、融入游戏化机制的软件程序为形式，以互动性、趣味性和个性化为特点，在诊疗过程中独立使用或与常规治疗配合，提高患者在治疗过程中依从性并调动治疗积极性，使治疗方案达到更好效果的干预措施。

游戏化数字医疗相比数字医疗具有显著优势：1. 对于患者，游戏化数字医疗可以有效缓解其治疗康复过程中的紧张情绪，简明易懂，使患者快速了解治疗原理和注意事项，积极调动患者主观能动性；2. 对于患者家属，游戏化数字医疗基于患者主观能动性，有效降低家庭成员的看护或陪护时间，释放照顾病患精力，助力家庭生活朝着正常化迈进；3. 对于临床医生，游戏化数字医疗可以有效提高治疗效果，提升治疗效率，一方面助力医生制订更优的“一对一”治疗方案，另一方面助力医生在特色专科领域科研成果产出。

本书将帮助大家更好地理解游戏化数字医疗在医疗领域中的应用，展望游戏化数字医疗发展潜力和机遇，描绘未来的发展蓝图。介绍游戏化数字医疗发展背景，以游戏心理学和游戏技术为基础，挖掘游戏化机制可解决的临床真实问题及游戏化数字医疗的应用，为不同人群提供数字医疗的解决方案和路径，为不同背景企业进入数字医疗行业时介绍可能面对的环境等。

李晶、陈航、王韬

2024 年 5 月

核心观点

1 游戏化数字医疗在全球范围内迅速发展，在我国处于早期应用阶段；在多因素催化下，游戏化数字医疗正在受到全社会的广泛关注。

2 游戏心理学和游戏技术是游戏化数字医疗诞生、研发、应用的理论/技术基础，游戏化数字医疗正在医疗领域发挥越来越重要的作用。

3 临床现有诊疗体系面临多重困境，治疗依从性差尤为突出。游戏化，在器质性疾病中可优化“药代动力学机制”，作为递送载体辅助机体对有效成分的吸收；在功能性疾病中进一步参与“药效动力学机制”，作为有效成分的一部分，辅助或主导对机体的治疗；兼顾提升治疗依从性和有效性的作用。

4 游戏化数字医疗已在斜弱视、认知障碍、慢性病及其他领域（如运动康复）落地应用，游戏化数字医疗在不同疾病中结合特定游戏化机制、元素，让患者、家庭、临床医生在不同方面受益。

5 未来，随着新质生产力及关键数据要素等概念的不断强化，游戏化数字医疗将以患者为中心，建立全生命周期管理体系，创造以人为本的医疗发展蓝图。

目　录

第一章 YOUXIHUA SHUZI YILIAO GAILUN

游戏化数字医疗发展背景概述

游戏和医疗这两个看起来毫不相关的行业是怎样融合形成游戏化数字医疗行业的，该行业将在商业化的道路上达到什么样的规模？本章节将分别为大家介绍游戏化数字医疗的发展历程、基础、催化因素、市场格局及市场规模预测。

1.1 游戏化数字医疗发展历程

1.1.1 游戏化机制已融合于医疗领域

游戏不仅是一种娱乐方式，更是所有哺乳动物，特别是灵长类动物学习生存技能的重要途径。合理适度的游戏允许人类在模拟环境中面对挑战，并通过克服障碍来开发智力、锻炼思维和反应能力、培养技能，为迎接生活中的各种挑战做好充分准备。人们喜欢游戏胜于一般的简单休闲活动。随着科学技术不断发展进步，传统游戏逐渐以电子化为主流搭载形式。慢慢地，研究人员发现以游戏为路径，在非娱乐领域可以有效达到某种特定训练目标，严肃游戏逐步登上历史舞台。随着科技与严肃游戏共同发展，人们发现严肃游戏中独有的设计原理和机制，可以在不同行业中使用并达到更好的预期目标，游戏化机制的概念进入人们视野。游戏化是指将游戏元素、设计理念和作用机制应用于非游戏领域。游戏化机制能够激发参与者的乐趣和动力，同时赋能参与者高效达成非游戏领域的目标。

随着全球众多专家学者数十年间对游戏化机制的深入探究，游戏化逐渐融入各个领域（教育、体育、医疗等）。其中，游戏化与医疗领域的融合，使得相关研究和诊疗方式迎来新发展。在心理健康领域中，帮助患者缓解焦虑和抑郁；在疼痛管理领域，帮助患者记录、管理疼痛，减轻疼痛感；在康复领域，利用互动性游戏环境帮助患者进行康复训练。

随着数字技术不断融入医疗领域，医疗领域对游戏化潜力认知不断增强，涌现出越来越多相关的研究和实践项目，为医生及患者提供了更多游戏化数字医疗解决方案。游戏化机制在促进健康行为、提高治疗依从性、缓解家庭经济及精神负担和改善医疗环境等方面发挥了重要作用。

1.1.2 全球数字医疗正处于快速发展时期

伴随着社会经济和科学技术的发展，医学在不断进步和革新。近年来，数字技术、人工智能在迭代进步，移动互联网及其终端也日渐普及，开发和使用数字技术辅助医生开展诊疗服务等一系列新思路和新方法正在逐步成型。世界卫生组织（World Health Organization，WHO）于 2019 年发布的《数字健康全球战略（2020—2025）》（*Global Strategy on Digital Health 2020—2025*）明确了数字健康战略的优先地位，并建议加快医疗卫生的数字化、网络化和智能化建设，以应对全球面临的医疗卫生新挑战、新机遇[1]。由此，数字医疗（Digital Medicine）的概念出现：包括测量和 / 或干预人类健康服务的循证软件和 / 或硬件产品。数字医疗产品都需要临床证据，其对于监管、监督的要求各不相同。用于药物开发、被归类为医疗设备或医疗产品的数字医疗产品，包括起搏器、胰岛素泵、可消化传感器、与药物集成的数字组件、远程监测工具等[2]，需要监管及审批。不同于市面上常见的健康应用或药物提醒程序，数字医疗依赖严格的临床证据来验证预期效果及对疾病状态的影响。该方法使用各种数字工具来帮助管理、监控和预防高危患者的疾病。数字医疗解决方案以智能手机应用程序（App）、可穿戴设备（如跟踪传感器）、用于研究或训练的网页平台、社交网络、行为科学以及远程医疗平台等多种工具为技术基础，用于监测患者生理指标和社会活动。通过这些工具，医生可在必要时对患者进行检测和干预，从而实现更具个性化和及时的医疗服务[3]。

2017 年，美国食品药品监督管理局（Food and Drug Administration，FDA）批准了首款数字医疗软件 ReSET 用于治疗药物成瘾[4]，这一里程碑事件为数字医疗的发展赢得了更多认可。此后，在全球范围内，越来越多的科研机构和医疗科技公司投入到数字医疗的研发和应用中，数字医疗迎来了快速发展的黄金时期，至少有 200 款的数字医疗或类数字医疗产品作为医疗器械获得 FDA 和 CE（欧洲共和体）认证。目前，数字医疗主要聚焦于治疗呼吸系统、内分泌系统、精神类疾病等内科疾病，强调以无创的方式治疗；而对于外科疾病诊疗，主要是针对手术后的康复管理和不良反应管控[5]。数字医疗在科学性、便利性、协同性、经济性方面显示了一定的优势，而全球政府、医疗机构、医疗及科技公司也正在共同努力，在确保数字医疗的安全性和有效性的基础上，为人们提供更多可靠的解决方案选择。

1.1.3 游戏化机制与数字医疗深度结合，创造不一样的发展空间

数字医疗改变了传统治疗模式，为临床带来了新型治疗方案。但是，数字医疗也在分类、质量等多方面面临挑战。

现今，单纯的数字医疗仍然没有改善治疗过程中相对枯燥的强化机制或训练路径，患者在治疗过程中依从性差、配合度低及与之相关的治疗效果、医患

沟通、家庭负担等问题依然存在。

游戏化机制的引入，为数字医疗提供一种具有强大优势的递送载体。游戏化机制与数字医疗的结合经历了从理论到应用的过程，近年来游戏化数字医疗的应用领域快速扩展，已有研究发现游戏化数字医疗可应用于眼科、精神 / 神经学科、慢性疾病等领域。游戏化数字医疗用经循证医学方法验证的、融入游戏化机制的软件程序作为传统疗法的替代或补充，它以互动性、趣味性和个性化为特点，通过使用各种数字化工具，如智能手机、平板电脑、虚拟现实设备等，提高患者在治疗过程中的依从性和积极性，有效减轻患者的紧张情绪，降低家庭成员的照料时间和精力成本，提高医患沟通效率，以达到更佳的治疗效果，让家庭生活逐渐回归正常状态。同时，借助游戏化数字医疗，临床医生能够获取完整的患者治疗数据；大数据分析进一步强化游戏化机制在诊疗中的作用，综合提升诊疗效率，为医生提供崭新的科研思路。游戏化与数字医疗的深度融合能够根本性激发患者的治疗动力，减轻家庭成员的时间和精力负担，协助医生提高诊疗效果和效率，提升医疗资源可持续性，节省社会资源的使用。

1.1.4 游戏化数字医疗发展仍处于早期阶段

虽然早在 20 世纪初期，学术研究层面就已有商业游戏成功应用于医疗健康领域的例子，但是，相关产品并未申请医疗器械认证，无法进入临床实际应用。直到 2020 年 6 月，美国 FDA 批准了全球第一款游戏化数字医疗产品——以治疗注意缺陷多动障碍（Attention Deficit Hyperactivity Disorder，ADHD）为适应症的 EndeavorRx，这标志着游戏化数字医疗的诞生。同时，“游戏治病”和“游戏化数字医疗”等一系列全新概念进入了大众视野。2022 年 4 月，国家药品监督管理局（以下简称“国家药监局”）批准了《快乐视界星球 · 视觉训练系统》的第二类医疗器械注册证，这是中国游戏化数字医疗领域的“第一证”，该产品的上市也再次引发了社会对游戏化数字医疗产品的关注。

游戏化数字医疗是一种开创性的诊疗手段，需要兼顾“游戏”“软件”和“医学”的特性。游戏化数字医疗作为一种新生事物，其发展仍处于早期阶段，主要原因有：

首先，规范管理游戏化数字医疗的政策法规尚待完善。游戏化数字医疗依据患者个性化诊疗需求，制订治疗方案，并且随着患者治疗需求的不断变化，软件功能需要及时迭代更新；常规医疗器械软件通常是辅助医疗机构数字化转型，提升诊疗流程效率，两者应用场景不同但审评审批标准相同。并且，当前政策尚未明确软件功能升级的审评审批路径，在一定程度上限制了游戏化数字医疗的发展。

其次，在游戏化数字医疗的临床应用方面，需要先进技术和基础设施的支持，例如高速互联网连接、智能设备和高容量数据存储空间等。尽管近年中国在这方面取得了显著的进步，但在一些地区和人群中，仍存在技术和基础设施方面的挑战，这限制了游戏化数字医疗在现实环境中的大规模应用。

最后，社会大众对游戏化数字医疗的认知尚需更新。传统观念中，药物治疗和常规物理治疗方法仍被视为主流。而游戏被视为娱乐活动，其与医疗领域的结合需要时间逐步被广泛接受和理解。

因此，目前中国游戏化数字医疗发展还处于早期阶段，但随着社会对健康和医疗关注度的提升，以及政策支持和技术进步，游戏化数字医疗将有更广大的发展空间。

1.2 中国游戏化数字医疗发展的基础及催化因素解析

游戏化数字医疗的发展，离不开各方推动：需求基础为游戏化数字医疗的发展和推广提供了市场前景和研发价值，技术基础促使了游戏化数字医疗的理论实现和科学应用，而政策基础则是其推广与落地、健康快速发展的核心因素。

除了以上因素外，社会发展及技术进步一方面考验了游戏化数字医疗的可靠性，另一方面给医疗健康领域带来一系列变化，进一步加速了游戏化数字医疗的发展。下面，我们将从三大基础及一项“催化剂”四个方面，分别阐述中国游戏化数字医疗发展的驱动因素。

1.2.1 政策基础

近年来，随着科技的不断进步，全球范围内对医疗数字化转型的关注与重视日益增加。为抢占发展先机，各国政府相继出台了一系列积极政策，以推动数字医疗的发展。中国作为全球科技与医疗领域的重要参与者，不仅在技术创新方面取得了显著成就，而且在数字医疗政策的制定和推动方面表现出了决心与能力，助力数字医疗领域的快速发展。中央到地方政策相继出台，为数字医疗的实施提供了坚实支持。

（1）国家政策推动数字医疗快速发展

数字社会下，医疗数字化转型已成为大趋势，我国相继出台有关政策，加快数字医疗产业发展。2016 年，国务院办公厅发布了《关于促进和规范健康医疗大数据应用发展的指导意见》[6]（以下简称《意见》），《意见》指出要规范和推动“互联网 + 医疗健康”服务，规范医疗物联网和健康医疗应用程序（App）管理，全面建立远程医疗应用体系，提供远程病理、远程心电诊断服务。不仅如此，《意见》明确推动政府健康医疗信息系统和公众健康医疗数据互联融合、开放共享，积极营造促进健康医疗大数据安全规范、创新应用的发展环境。《意见》的出台奠定了医疗大数据使用的基础，为产业链各方应用大数据提供了政策依据。

2022 年 5 月，国家发展和改革委员会发布了《“十四五”生物经济发展规划》，其明确拓展智能手术机器人、数字疗法、粒子放疗等先进治疗技术临床应用。此外，《“十四五”国民健康规划》、《关于印发“十四五”全民健康信息化规划的通知》等多项“十四五”规划均明确了对数字医疗发展的大力支持，在数字医疗的基础设施建设、“互联网 + 医疗健康”体系建设、大数据以及人工智能应用等方面，多次强调并持续推动其发展，要求提高数字医疗服务水平。数字疗法作为数字医疗中重要的一环，将在政策形成的丰富“土壤”中生根发芽，为提升医疗服务的效率与质量、降低医疗成本、提高患者治愈率及缩小地区医疗差距提供了可能。总而言之，中央强有力的政策支持，将为数字医疗培育新产业生态和经济增长点，从而推动健康医疗产业快速发展。

图表 1　2019—2023 年中国数字医疗重磅政策列表

日期	颁布部门	政策名称	相关内容
2019.9	国家发展和改革委员会等	《促进健康产业高质量发展行动纲要 2019—2022 年》	提出要加快发展“互联网 + 医疗”，积极发展“互联网 + 药品流通”，加快医药电商发展等政策目标
2020.2	国家卫生健康委员会	《关于在疫情防控中做好互联网诊疗咨询服务工作的通知》	明确提出要充分发挥互联网医疗服务优势，大力开展互联网诊疗服务，特别是对发热患者的互联网诊疗咨询服务
2020.3	国家医疗保障局、国家卫生健康委员会	《关于推进新冠肺炎疫情防控期间开展“互联网 +”医保服务的指导意见》	明确常见病、慢性病患者在互联网医疗机构复诊可依规进行医保报销。互联网医疗机构为参保人在线开具电子处方，参保人可享受医保支付待遇
2020.4	国家发展和改革委员会、中央网信办	《关于推进“上云用数赋智”行动培育新经济发展实施方案》	要求以国家数字经济创新发展试验区为载体，在卫生健康领域探索推进互联网医保首诊制和预约分诊制。开展互联网医疗医保结算、药品网售、家庭医生、线上生态圈接诊等改革试点
2020.10	国家医疗保障局	《关于积极推进“互联网 +”医疗服务医保支付工作的指导意见》	针对如何更好开展“互联网 +”医疗服务医保支付工作，回答了医疗机构需要具备的资格和条件、医疗服务项目在给予医保支付报销的范畴以及如何进行医保结算等互联网 + 数字医疗产业相关的热点问题

续表

日期	颁布部门	政策名称	相关内容
2021.12	国家发展和改革委员会	《"十四五"数字经济发展规划》	规划要求加快培育新业态新模式，推动平台经济快速发展，引导支持平台企业加强数据、产品、内容等资源整合共享，扩大协同办公、互联网医疗等在线服务覆盖面
2022.5	国家发展和改革委员会	《"十四五"生物经济发展规划》	规划要求推动医疗体系高质量发展，包括推进数字医疗基础设施建设。一是要发展高端医学影像等诊断装备，促进装备向智能化、小型化、快速化、精准化、多功能集成化发展；二是要发展微流控芯片、细胞制备自动化等先进技术；三是要拓展智能手术机器人、数字疗法、粒子放疗等先进治疗技术临床应用
2022.5	国务院办公厅	《"十四五"国民健康规划》	提出要促进全民健康信息联通应用，落实医疗卫生机构信息化建设标准与规范，依托实体医疗机构建设互联网医院，支持医疗联合体运用互联网技术便捷开展预约诊疗、双向转诊、远程医疗等服务，优化"互联网+"签约服务。推广应用人工智能、大数据、第五代移动通信（5G）、区块链、物联网等新兴信息技术等，强化国民健康支撑与保障
2022.11	国家卫生健康委员会、国家中医药管理局、国家疾病预防控制局	《关于印发"十四五"全民健康信息化规划的通知》	提出8个方面主要任务。一是集约建设信息化基础设施支撑体系；二是健全全民健康信息化标准体系；三是深化"互联网＋医疗健康"服务体系；四是完善健康医疗大数据资源要素体系；五是推进数字健康融合创新发展体系；六是拓展基层信息化保障服务体系；七是强化卫生健康统计调查分析应用体系；八是夯实网络与数据安全保障体系
2023.3	中共中央办公厅、国务院办公厅	《关于进一步完善医疗卫生服务体系的意见》	发展"互联网＋医疗健康"，建设面向医疗领域的工业互联网平台，加快推进互联网、区块链、物联网、人工智能、云计算、大数据等在医疗卫生领域中的应用，加强健康医疗大数据共享交换与保障体系建设

（2）地方针对数字医疗推出强力支持政策

① 海南省：将数字医疗打造成为海南健康产业高质量发展“新引擎”

海南省在支持数字医疗产业发展方面出台了多项支持政策，从上到下为数字医疗产业发展营造最佳生存环境。海南省人民政府办公厅于2022年发布了《海南省加快推进数字疗法产业发展的若干措施》[7]（以下简称《措施》），以“将海南建设成为全球数字疗法创新岛、创新资源集聚区和产业高地，将数字疗法打造成为海南健康产业高质量发展‘新引擎’”为目标，提出建设全国领先的数字疗法临床科研示范基地，鼓励医疗机构及高校院所开展数字医疗科学研究以推动临床转化，以及引入数字疗法企业落户海南等措施。

《措施》为数字疗法提供了从“临床研究、注册审批、应用推广”到“落地支付、保障措施”的全周期政策支持，为数字医疗产业发展提供了强力保障。2023年3月，海南省对首批认定的20个省级数字医疗临床试验中心进行授牌，指导各试验中心开展数字医疗临床研究，推动关键技术及产品临床转化[8]。同年3月9日至10日，海南省卫健委在海口召开了“海南省数字疗法产业创新赋能系列活动——数字疗法应用场景研讨”活动[9]，希望通过政府、企业、园区及医疗机构等各方群策群力，使数字医疗能够更快、更有效落地推广。

② 湖南省：缩短数字医疗产品注册周期，推动产业落地

湖南省通过强有力的政策支持，推动了数字医疗产品在湖南省的快速获批落地，成为全国数字医疗产品获批最多的省份。具体来看，早在2019年，湖南省通过医疗器械新政十条等系列政策，湖南省药品监督管理局（以下简称“湖南省药监局”）以“资料最简、时间最短、环节最少、成本最低、服务最优”为目标，为数字医疗企业创造了完善的审评审批环境以及优良的营商环境。2020年9月，湖南省医疗保障局出台《关于完善“互联网+”医疗服务价格和医保支付政策的实施意见》[10]，明确了“互联网+”医疗服务价格实施按项目分类管理的实施意见。2021年2月，湖南省药监局发布了《第二类医疗器械（含体外

诊断试剂）注册业务流程》[11]，率先将二类证从提出申请到最终领证的时间从原本80个工作日的法定时限大幅缩短到40个工作日，将审批速度提升50%，这一举措也为数字医疗企业在湖南落地提供了机会。不仅如此，湖南省药监局还推出多项医疗器械创新特别审批程序、优先审批程序、应急审批程序、附条件审批程序等制度性文件，这为湖南省数字医疗产业发展奠定了坚实的政策基础。

据湖南省医疗器械行业协会数据显示，因为湖南省多项政策的出台，该省份医疗器械生产企业数量三年间增加近三倍，吸引省外300余家企业转移至该省；第二类医疗器械注册品种三年间从1379个增至5561个，累计36个产品通过创新审查。截至2021年底，湖南省医疗器械产品首次注册量以及省、市、县区注册量等多项目均跃居全国第一，产值接近500亿元[12]。

③ 浙江省：以数字化改革为引领，推进布局生物医药全产业链

浙江省在数字经济发展方面，处于全国领先水平之列。在此基础上，浙江省高度重视数字医疗及数字医疗产业的发展，陆续出台相关政策支持，例如《浙江省健康产业发展“十四五”规划》、《浙江省生物经济发展行动计划（2019—2022年）》、《促进生物医药产业高质量发展行动方案（2022—2024年）》、《高水平建设生命健康科创高地行动方案（2023—2025年）》等政策文件，均旨在不断加强生物医药产业的培育发展[13]。并且，浙江省在数字疗法医疗器械审批和监管方面也积极展开探索，例如“做好数字疗法医疗器械分类界定”“加快数字疗法医疗器械审评审批”，以及“积极参与数字疗法医疗器械标准指南起草”等举措，均为数字医疗的发展做出了重要贡献。

在审评审批方面，浙江省于2023年3月出台了《关于优化医疗器械注册审评审批的实施意见》[14]（以下简称《实施意见》），《实施意见》明确从2023年3月1日起，第二类医疗器械首次注册、变更注册、延续注册的技术审评平均时限由法定120个工作日缩减至50个工作日；到2024年，力争进一步缩减至40

个工作日；同时行政审批时限由法定 20 个工作日压缩至 5 个工作日。不仅如此，《实施意见》还在注册费用方面，给予了优惠：在该省前期两次降费的基础上，按照现行标准的 70% 收取医疗器械产品注册、变更注册和延续注册费，首次注册费 46011 元 / 品种，变更注册费 15405 元 / 品种，延续注册费 15288 元 / 品种，也就是首次注册费为 2016 年初始规定收费标准的 49%，变更注册费和延续注册费为 2016 年初始规定收费标准的 39.2%。

④ 陕西省：政策支持，着力推进医疗数字化建设

西部地区的医疗数字化建设，相比东部仍有较多不足，但陕西省早在 2017 年就出台了《陕西省促进和规范健康医疗大数据应用发展实施方案》[15]，其中把“引进培育数字化健康医疗智能设备研发和制造企业”“提高数字医疗设备及智能健康产品等生产制造水平”等列入了发展规划。随后颁布的《陕西省“十四五”数字经济发展规划》[16]、《关于推动数字经济高质量发展的政策措施》[17]、《陕西省关于进一步完善医疗卫生服务体系的实施方案》[18] 等政策措施均对该省的医疗数字化建设予以了政策上的高度支持。

⑤ 市区级地方政策支持

北京市朝阳区于 2024 年 4 月发布了《北京市朝阳区数字医疗产业创新发展三年行动计划（2024—2026 年）》（以下简称《三年行动计划》）及《北京市朝阳区关于支持数字医疗产业创新发展的若干措施（试行）》（以下简称《支持措施》）[19]。《三年行动计划》中指出，计划到 2026 年底，引进培育集聚一批数字医疗领域优质企业，着力构建支撑产业发展的生态体系，打造“中医药 + 数字”的中医药传承创新示范点，并且推动存量空间升级、研发平台建设、成果孵化转化、产业集群打造。《支持措施》则针对人工智能的药物研发、人工智能辅助诊断和辅助治疗产品开发、智能化高端医疗装备和医疗器械发展等方面的项目、产品，给予政策和资金上的支持，并且鼓励相关企业、科研机构积极创新，为数字医疗产业的发展贡献智慧力量。

综上，在顶层政策的鼓励下，越来越多的地方政府开始抓住产业发展机遇，出台有助于鼓励数字医疗产品研发以及上市的落地政策和措施，并且通过软硬件结合的方式吸引数字医疗企业落地生根：制定符合数字医疗产品研发特点的审评审批规则，加快产品上市速度；营造良好营商环境等落地措施，让数字医疗产品从研发到上市都能享受良好的政策支持，从而形成数字医疗独有的创新生态链条，造福社会和患者。

1.2.2 技术基础

（1）游戏技术蓬勃发展，为游戏化数字医疗研发铺平道路

游戏技术的快速发展和应用成为游戏化数字医疗发展的基础。与传统疗法不同，游戏化数字医疗需借助各类新型软硬件平台和技术来实施治疗，其中应用较广的技术包括：虚拟现实（Virtual Reality，VR）和增强现实（Augmented Reality，AR）技术、可穿戴设备、人工智能（Artificial Intelligence，AI）和机器学习、云计算和大数据分析等。

① VR 技术

利用图形和计算机技术实现的仿真系统，通过特殊呈现形式，对视觉、听觉和触觉等多种感官进行刺激，使患者感受到虚拟环境中的场景和情境，并与环境进行交互[20]。可帮助患者放松身心，减轻焦虑、恐惧和疼痛等负面感受，提高患者的治疗依从性，并帮助患者重建适应能力和面对现实的能力[21]。VR 技术可应用于虚拟全息问诊、心理治疗干预等医疗场景。

② AR 技术

通过将虚拟物体或信息叠加在现实世界中，增强患者对现实环境的感知和理解[22]。用于指导患者进行特定任务或训练，结合所提供的实时反馈和引导，促进患者产生基于现实环境的认知和行为改变。除此之外，AR 技术还可应用于医学教育和临床手术成像等场景。

③ 可穿戴设备

可穿戴设备通过患者所佩戴的智能设备或传感器等硬件收集生命体征数据，从而辅助用于对患者进行“评估—诊断—治疗”，一方面实时监测用户的健康数据，形成电子健康记录并上传云端，另一方面，医生甚至可实时通过在线平台监测用户的健康状况，并下达处方，或调整治疗方案。

④ AI 和机器学习

随着人工智能技术的日益发展，数字医疗领域有望迎来更加迅速的发展。这一发展势头得益于实时精准监测患者健康状况，涉及生理指标、行为模式、情感状态等数据的提取，进而用这些特征数据进行训练、评估与验证模型，以建立预警系统，实现对疾病进展的及时干预。人工智能和机器学习技术可被应用于自动化诊断工具、个性化治疗方案的制订，以及医学图像的智能分析等领域。这些技术的运用将提高医疗诊疗效率，为制订更为准确和个性化的诊疗方案提供新可能。预计这将改善患者的医疗体验，减轻医疗从业者的负担，并有助于推动医学领域的研究与创新[23]。

⑤ 云计算和大数据分析

通过可穿戴设备收集生命体征数据，整合医疗记录、病历等信息，采用多种技术和算法来寻找与患者疾病相关的模式、规律和趋势，提供个性化的诊断和治疗方案[24]；通过实时处理和分析海量数据，辅助企业设计游戏化数字医疗产品，建立自适应难度调整系统，匹配患者训练表现，为患者提供实时健康监测和建议，从而提高患者生活质量和健康状况。

以上技术综合应用，让患者能够更好地融入治疗环节并进行有效交互，大脑处理信息的过程和能力可以通过游戏的参数体现，并可根据患者反馈自动调整游戏难度和互动元素，进而给用户提供更多的反馈和控制感，使治疗过程兼具有效性和有趣性；动作类电子游戏甚至可以改变大脑的特定脑区和脑网络，从而提高注意和感觉运动等认知功能。另外，通过以上技术，也可以让患者家属的时间和精力得以释放，并可帮助医生准确评估患者病情，进而了解患者康复过程中的表现和进展，从而辅助制订精准化、个性化的治疗方案。由此可见，新技术通过游戏化数字医疗赋能医疗场景应用，可以为患者、家庭以及临床医生带来新的诊疗方案。

（2）实验验证，为游戏化数字医疗应用于身心疾病防治提供科学保障

在国外，游戏已成为医疗手段的一种，目前比较知名的有 Akili Interactive Labs 开发的用于治疗儿童注意缺陷多动障碍的 Endeavor Rx 游戏、Luminopia 及 Novasight 公司分别开发的用于治疗儿童弱视的 Luminopia One 和 CureSight 治疗系统、Twill 公司的 Happify 抑郁症数字医疗产品、Beats Medical 公司的帕金森数字医疗产品等。

通过合理的设计，电子游戏可以对大脑实施强刺激，进而强化特定部位的结构和功能，对于患者尤其是儿童，在使其更加容易地对电子游戏产生兴趣的同时，不知不觉地参与到治疗之中。研究表明，针对 ADHD 患儿设计的这类游戏化数字医疗产品可以有效提高患儿注意力，并且改善其多动或冲动症状[25]。在这类游戏化数字医疗中，美国 Akili 公司的 Endeavor Rx 游戏作为于 2020 年 6 月就获得美国食品药品监督管理局（FDA）处方药批准认证的、用于儿童注意缺陷多动障碍的第一种基于游戏的数字医疗产品，目前已开展了至少 5 项临床试验并总共纳入超过 600 名患儿，均证实应用 Endeavor Rx 游戏可改善患儿的持续性注意力和选择性注意力。在其中一项研究中，针对 25 名 8—12 岁的患儿应用了 Endeavor Rx 游戏，通过为期 4 周的家庭干预发现，Endeavor Rx 游戏对患儿的脑电图表现具有积极影响，并减少了患儿 ADHD 相关的症状[26]。另外，美国 Luminopia 公司的 Luminopia One 和以色列 Novasight 公司的 CureSight 治疗系统，也获得了 FDA 的批准以用于治疗儿童斜弱视。其中，Luminopia One 治疗系统通过使用 VR 技术，通过让患儿观看特定算法修改过的电视节目或电影来改善视力。一项纳入了 105 名 4—7 岁弱视患儿的 III 期临床试验发现，在戴镜治疗的基础上应用 Luminopia One 治疗系统，可以显著改善患儿的视力，且未报告不良事件[27]。围绕 CureSight 治疗系统的研究也得到了肯定性的结果，仅通过居家治疗，CureSight 即可有效改善 4—9 岁弱视儿童的视力和立体视觉，且对患儿视力立体视觉的增强效果可保持 1 年左右[28, 29]。

围绕 Twill 公司的 Happify 抑郁症数字医疗产品有较多研究，其中一项纳入 821 例样本（包括 450 例慢性病患者）的研究发现，应用 Happify 抑郁症数字医疗产品至少 6 周（42 天—179 天不等）后，慢性病患者的幸福感与没有慢性病者改善轨迹相同[30]；而且，Happify 疗法对于存在"三高"等冠心病危险因素的患者而言，不仅可提高其幸福感，而且也可改善其焦虑状态[31]。另外，对于 13—17 岁的青少年，在应用"Happify for Teens"疗法 12 周后，干预组的 132 名青少年的压力知觉、焦虑和孤独感均得到了显著改善[32]。对于帕金森病，目前多个研究已证实，运动游戏与传统康复治疗具有一样的有效性、实用性和安全性[33]。其中，Beats Medical 公司的帕金森游戏化数字医疗产品提供了针对帕金森患者的包括运动、语言、灵活性训练在内的组合式治疗方案，但目前关于其临床疗效的试验性研究（NCT05120609）尚在开展中（未见公开的结论报告）。

2022 年，我国波克医疗科技有限公司研发的"斜弱视治疗系统"（快乐视界星球）获批了国家第二类医疗器械注册证，是国内游戏产业数字医疗产品的第一例医疗器械应用许可。但国内围绕游戏化数字医疗的相关研究还亟需深入开展。

1.2.3 需求基础

社会医疗负担较重，医疗资源相对不足，患者寻求新诊疗手段，数字医疗发展迎来契机。中国社会人口持续老龄化，医疗负担逐渐增大；传统治疗手段已经无法满足患者对更高、更好生活状态的追求，医疗健康领域面临了前所未有的挑战和机遇。

（1）社会健康问题持续加剧，医疗负担不断加重

① 人口老龄化持续加重

据我国第七次人口普查数据显示，我国 60 周岁及以上老年人口占总人口 18.75%[34]。老年人随着身体机能不断下降，常常面临多种慢性疾病，需要持续接受治疗，加剧了医疗负担；同时，医疗机构治疗环节复杂，老年人往往行动不便，需要专人陪护才能完成医院就诊流程，这进一步加剧了家庭和社会负担。因此，家庭及社会需要新型治疗手段帮助老年人减少就医频次，提高诊疗效果。

图表 2　全国各年龄段占总人口比重

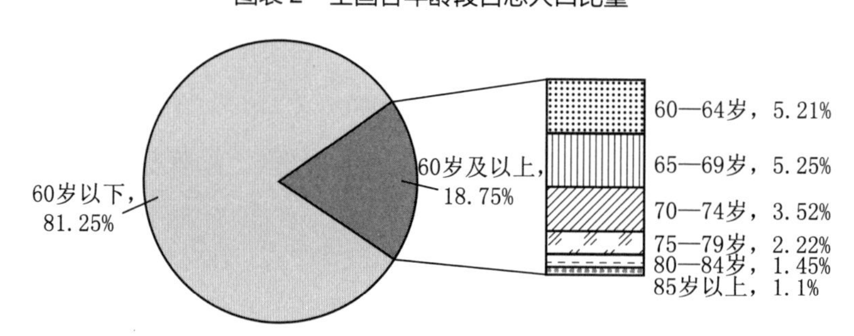

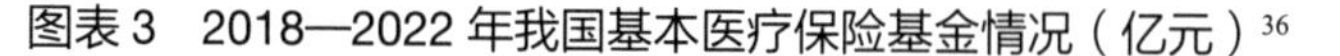
图表 3　2018—2022 年我国基本医疗保险基金情况（亿元）[36]

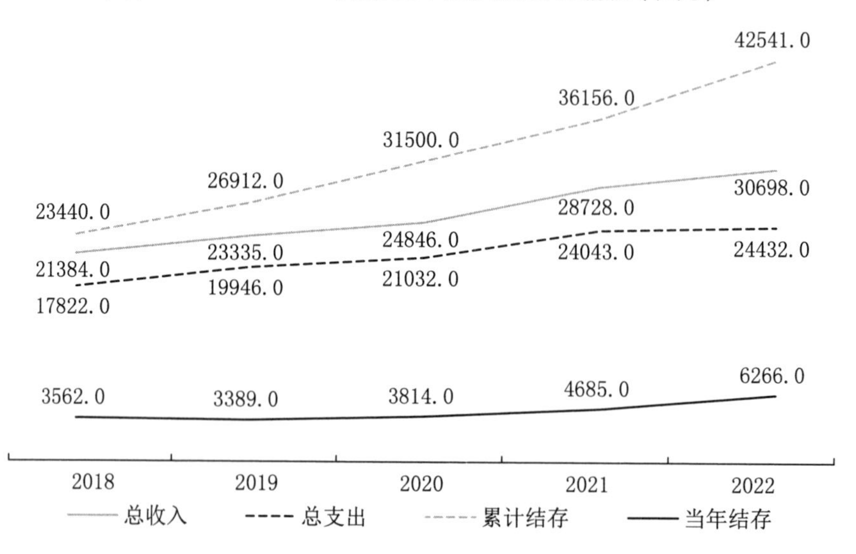

② 医保控费政策持续加强

为深入医疗体系改革，控制医疗费用过快增长，国家医疗保障局（以下简称“国家医保局”）于2018年正式成立，其使用各种方式控制和优化医疗费用支出。例如：仿制药集采、创新药谈判、DGR/DIP全国推广等，均取得一定控费效果。据国家医保局2023年3月9日发布的《2022年医疗保障事业发展统计快报》[35]数据显示，2022年，我国基本医疗保险基金（含生育保险）总收入、总支出分别为30697.72亿元、24431.72亿元，年末基金累计结存42540.73亿元。对比历史数据，我们可以发现当年医保基金结余金额正在逐步增加。在未来，更具“性价比”的诊疗工具，将会得到更快的发展。

③ 部分疾病早期检出率低，患者预后差、负担重

我国仍面临部分疾病尤其是慢性病早期检出率较低的困境。例如，在神经发育障碍领域，相关“专家共识”建议患儿需在12—18月龄时完成诸如孤独症谱系障碍的诊断，但现实中患儿平均诊断时间需要4年左右[37]。

早期检出率低进一步导致患者预后差、治疗费用高。世界卫生组织（World Health Organization，WHO）于2017年发布的《*Guide to cancer early diagnosis*》[38]显示，癌症的早期诊断可改善治疗效果并有效降低治疗成本，早期肺癌治愈率通常在60%—70%，而中晚期治愈率几乎为零。在认知障碍疾病领域，阿尔茨海默病晚期患者通常丧失自理能力，其家庭和社会照护负担重于癌症和精神分裂患者，年均医疗费用约为非阿尔茨海默病患者的3.3倍[39，40]。

（2）慢性疾病和精神疾病的发病率不断上升但治疗不足

推动数字医疗发展的主要因素还包括慢性疾病和精神疾病发病率的不断上升。在学龄前及学龄儿童中，弱视的患病率在0.82%—9.6%之间（尚缺全国范围的大型流行病学数据，但整体患病率可能被低估）[41]。另外，中国儿童青少年注意缺陷多动障碍的患病率约为6.26%（约2300万患者），且其中约30%—50%的患儿的症状可持续到成年期，但其就诊率却仅为10%；而在中国大学生中进

行的调查发现，注意缺陷多动障碍症状的检出率分别为 7.2% 和 8.1%[42，43]。2020 年的一项报告称，中国 60 岁及以上老年人中阿尔茨海默病患者约超 983 万人，该数量位居全球之首[44]。另据中国老年医学学会的推测，预计到 2050 年，中国阿尔茨海默病患者将突破 4000 万。

中国在心理健康领域正面临着巨大的挑战，根据流行病学调查数据估算，目前我国有心理问题的人数高达 2—3 亿，其中泛心理问题患者高达 9500 万，抑郁症患病人数超过 5400 万，且其终身患病率高达 6.9%[45]。此外，《健康中国行动（2019—2030 年）》指出，我国抑郁症患病率达 2.1%，焦虑障碍患病率达 4.98%；《2023 年度中国精神心理健康》蓝皮书显示，由于学业、就业压力等因素，致使学生群体的心理健康问题日益突出且呈低龄趋势，其中 40% 的青少年感到孤独，50% 的初中生、40% 的高中生被检出抑郁，大学生轻度焦虑风险达 38%，但国内抑郁症的就诊率却仅为 9.5%。然而，无论是慢性疾病管理，还是专业心理健康服务，均面临专业资源严重紧缺问题，导致患者治疗不足。以精神卫生医疗机构为例，截至 2020 年底，全国共有 5936 家精神卫生医疗机构，精神科开放床位 798191 张（5.65 张 / 万人），而精神科执业（助理）医师人数也十分有限，仅为 50124 人，每十万人精神科医师仅为 3.55 人[46]，与美国的 12.7 人 /10 万人、日本的 11.9 人 /10 万人相比有很大差距。

（3）医疗水平发展不平衡，优质医疗资源相对不足

有研究表明，我国 31 个省（区、市）经济发展水平与医疗卫生发展水平之间存在正相关关系[47]：经济环境越好，医疗机构诊疗能力越强。然而，当前我国各省份经济发展不平衡，让欠发达地区患者能够享受优质医疗资源仍然是一项艰巨的任务。

中国各地区医疗资源发展不平衡，医疗机构数量与能力不匹配，优质医疗资源短缺现象严重。国家统计局发布的中国医院数量统计和复旦大学医院管理研究所发布的《2022 年度中国医院综合排行榜》显示，山东、河南、四川、河北、江苏等省份医院均达到2000家以上，占全国医院的32.75%，但在百强医院中仅占比15%；而北京、上海、广州三个城市医院累计数量仅占全国的3.79%，却囊括了百强医院中的48%。另外，就精神卫生医疗机构而言，截至2020年底，全国高达350个区县（12.31%）无精神卫生医疗机构，883个区县（31.05%）无精神科床位，且该现象主要出现在中西部地区，其中西部地区单位土地面积上精神科开放床位、医师和护士数量较中部相差4倍左右、较东部差7—11倍[48]。以上，显然导致了优质医疗资源调配极不平衡，但也为数字医疗的发展提供了市场需求条件。

同时，医疗机构也面临专业人员相对短缺的情况。根据经济合作与发展组织（OECD）2022年发布的数据[49]，在世界范围内，奥地利平均每千人拥有5.5名医生，挪威、德国等12个国家每千人医生数量超过4名，而中国每千人医生数量约为3.15名。

（4）患者及家庭负担重，亟需新型诊疗方式

患者就医不仅有医院治疗成本，还有交通成本、误工成本，以及精神压力成本等。儿童、老年、失能人群等特殊人群前往医院诊疗还需要有家属的陪护；慢性疾病患者居家护理需求较高[50]，均为患者及其家庭带来很多不便。

更重要的是，患者期望通过更好的治疗手段，解决用药依从性差、药物治疗效果不佳、药物不良反应明显、需要患者线下频繁就医等问题，同时提升生活质量。因此，亟需新型诊疗方式。

1.3 游戏化数字医疗市场格局及市场规模预测

据Grand View Research发布的《数字医疗市场规模、份额和趋势报告》显示，2022年全球数字医疗市场规模50.9亿美元，预计2023至2030年将以26.6%的复合年增长率（CAGR）增长[51]，最终在2030年达到336亿美元的市场规模。

图表 4　全球数字医疗市场规模（单位：亿美元）

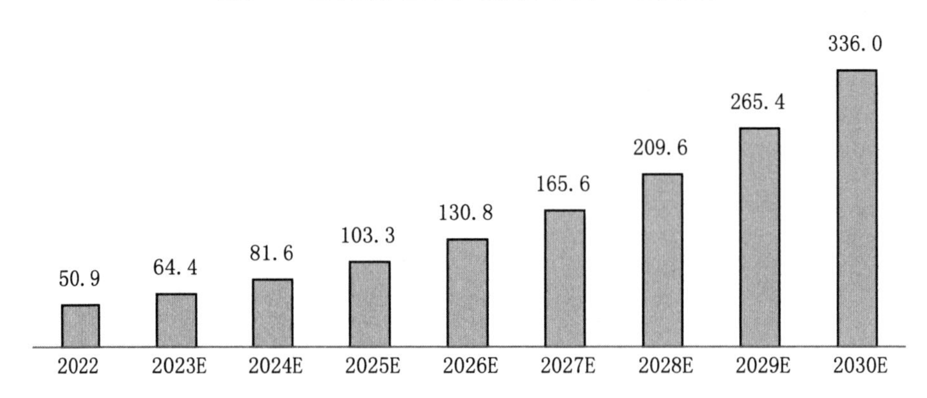

数据来源：《数字医疗市场规模、份额和趋势报告》 E，预测年份

2023 年全球移动医疗应用市场规模估计为 324.2 亿美元，预计 2024 年至 2030 年将以 14.9% 的复合年增长率增长，预测 2030 年收入为 863.7 亿美元[52]。2022 年，美国有 8400 万人使用医疗保健应用程序来监控他们的健康相关活动。人们越来越多地通过智能手机进行健身和远程医疗，改善患者的整体健康状况。互联网和智能手机普及率的提高以及保持身体健康和生活方式改善意识的提高进一步推动了移动医疗的市场增长。

此外，全球慢性病患病率的上升极大地促进了数字医疗市场增长。根据美国疾病控制与预防中心的国家慢性病预防和健康促进中心的数据，每 10 个美国成年人中就有 6 个患有慢性病。2022 年 2 月，Teladoc Health，Inc. 推出了 Chronic Care Complete，它代表了旨在改善医疗保健结果的完整慢性病管理的新颖解决方案。

全球数字医疗市场涉及的疾病主要为糖尿病、肥胖症、心血管疾病、物质使用障碍、神经系统疾病等。糖尿病细分市场在 2023 年以 29.4% 的最大市场份额主导市场，预计在预测期内的复合年增长率最快，为 28.8%。推动该细分市场增长的因素包括糖尿病和其他慢性病的患病率不断上升。

糖尿病患病率的不断上升推动了开发治疗患者的数字医疗产品的需求。根据美国疾病控制与预防中心数据，截至2020年，美国有近3730万人（占人口的11.3%）患有糖尿病。同样，18岁以上的9600万人处于糖尿病前期，占美国成年人口38.0%。因此，数字医疗产品通过提供以患者为中心的方法使这一过程更容易。糖尿病解决方案为患者提供技术，帮助患者在可穿戴设备或智能手机上跟踪他们的日常活动和治疗。

从2024年到2030年，亚太地区的移动医疗应用程序市场预计将以最快的复合年增长率增长，原因是智能手机和智能可穿戴设备的使用增加，以及移动医疗应用程序的高采用率。慢性病和传染病发病率增加、医疗保健支出增加、医院服务管理效率较低以及老年人口增长等因素迫使政府和医疗保健提供者开发新的医疗保健服务模式。例如，2024年1月，京东健康在其应用程序上推出了新的养老频道，为中国老龄化人口的各种医疗保健需求提供全新的平台。

国外企业在游戏化数字医疗领域积累了很多经验。例如：游戏化数字医疗企业新晋独角兽Akili Interactive，主要产品Endeavor Rx，适用于8至12岁的ADHD儿童。该游戏平台限制患者每天在线登录30分钟，每周5天，患者需要在规定时间内完成游戏任务。据该公司官网报道的一项临床试验数据显示，经过两个月治疗，有68%的父母观察到他们孩子的注意力缺陷症状有所改善；同时，73%试验儿童也认为自己的注意力缺陷症状有所改善[53]。这些数据反映了治疗对于儿童注意力缺陷问题的积极影响，为家长和医生提供了有力的依据和信心。此外，加拿大Ayogo公司致力于创建移动医疗社交游戏，在其推出的基于社交平台的游戏Health Seeker中融入奖励机制，设置类似“咖啡不加糖”的任务，慢病患者一旦完成任务就会得到奖励，如“生活经验”积分或虚拟商品。该产品通过游戏任务帮助患者改善生活习惯，达到慢病管理的效果。除以上两家企业游戏产品外，还有多家游戏化数字医疗企业，在本领域不断深耕。

在中国，亦有部分企业开展游戏化数字医疗相关研究，并取得一定成果。

在研究方面，用于筛查儿童眼科疾病的智能视力筛查系统[54]，通过结合游戏体验与智能评估系统检查儿童视功能时间较传统方法缩短90%。2021年3月，米哈游和瑞金医院开展“难治性抑郁症脑机接口神经调控治疗临床研究”项目联合攻关，在脑接口技术的开发和临床应用方面展开合作。最近阶段的研究成果显示，通过脑机接口神经调控治疗难治性抑郁症，患者抑郁症状平均改善超过60%[55]。

在产品上市方面，目前国内亦有游戏化数字医疗产品获得国家药监局第二类医疗器械认证。波克医疗科技有限公司通过结合最新的游戏设计和先进的医疗理念，开发出了一系列针对不同疾病的治疗游戏，如用于治疗斜弱视的《快乐视界星球》、治疗轻度认知功能障碍的《定制式链接记忆》，这些产品通过趣味独特的游戏化设计，为多种疾病的治疗提供了依从性更强的诊疗方案，也为医疗更加可及提供了可能。此外，数药智能公司的《注意力强化训练软件》，也是一款融入了游戏化机制的、为患者提供直接治疗的数字药物，针对6—12岁ADHD患者人群，定制丰富的解锁内容和多元的人物形象，促进使用者积极配合。

尽管国内对于游戏化数字医疗在医疗领域的应用仍处于早期发展阶段，但是其巨大潜力已逐渐受到产业各方的认同。对于政府机构来说，游戏化数字医疗可以显著降低社会诊疗负担，减少家庭及社会因疾病造成的经济损失，进一步促进患者快速重新投入到社会经济建设中，创造新产能。对于医疗机构而言，游戏化数字医疗提供了一种多患者并行治疗的解决方案，释放了优质医疗资源，增加单位时间内可治疗的患者数量。对于患者及家庭来说，由“被动”健康转向“主动”健康，进一步把疾病治疗关口前置到预防，实现真正的“治未病”目标，从而降低家庭负担。游戏化数字医疗充满无限可能，期待它在提升社会福祉、提高医疗效率、改善患者及家庭生活质量中发挥更大的作用。

游戏化数字医疗的理论及技术基础

心理学家一直渴望探寻人类内心深处的渴求和行为背后的动机，他们用“心理需求”这一概念阐明心理学的研究方向。本章通过对游戏心理学和游戏技术的论述，探讨游戏化应用于医疗健康领域的理论基础以及技术背景，以阐明游戏化数字医疗的底层架构。

2.1 游戏心理学：游戏化应用于医疗健康领域的基石

基于游戏心理学理论，各种游戏类型及游戏元素的不同特征，决定了其游戏化应用的可能性以及与医疗健康领域的适配度。本节将通过详述电子游戏分类及元素和当前较为成熟的游戏化相关心理学研究，贯通“电子游戏→游戏化→游戏化数字医疗”的关系链。

2.1.1 游戏的分类及元素

（1）电子游戏分类

由于电子游戏尚在新兴概念及作品频出的蓬勃发展阶段，其分类尚未在学界及业界完全形成共识。依据游戏的题材、风格、平台、技术、目的、受众对象、交互方式等不同维度诞生了不同分类方法，比如：按游戏平台可分为电脑游戏、主机游戏、掌机游戏、街机游戏、移动游戏；按玩家人数可分为单人游戏、多人游戏；而基于交互方式（或称玩法）的分类最为经典且广为流传[56]，下文将具体阐述各类玩法游戏的范围及特点。需要注意的是，随着科学技术的发展、文化环境的变迁、需求领域的拓宽及可触及受众的扩张，游戏交互方式的分类正出现进一步细分及融合[57]。

图表 5　电子游戏分类及主要内容、特点

游戏分类名称	主要内容	游戏特点
动作游戏（Action Game, ACT）	广义上以“动作”作为游戏主要表现形式的游戏即可算作该类型。主要涉及平台游戏、卷轴游戏、格斗游戏、射击游戏等 2005 年后，单纯的动作游戏已较为罕见，因为“动作”都由各种不同的形式来表现，具有关卡设计的横版过关游戏也可以称其为动作游戏[58]	剧情一般较为简单，操作通常简单直观，易于上手，但具有丰富的视觉效果和紧张刺激的声音设计，以增强游戏的沉浸感和紧迫感，着重于要求玩家具有快速的反应能力和良好的手眼协调能力，适合喜欢挑战和动态游戏体验的玩家
冒险游戏（Adventure Game, AVG）	以“探索”为核心，依据推进冒险的形式进行子分类，如动作冒险游戏、文字冒险游戏、图形冒险游戏，甚至视觉小说、互动电影等。其中文字类冒险游戏侧重于利用文字或图像的谜题来考验玩家，动作类冒险游戏则依靠带有提示或机关的 2D、3D 场景来实现	集中于探索未知、解决谜题等情节化和探索性的互动，强调故事线索的发掘，主要考验玩家的观察力和分析能力。通常围绕故事情节展开，玩家需要完成一系列任务或解开谜题来推动故事进展。游戏特点包括强调探索元素、谜题解决和丰富的剧情。对不常玩电子游戏的人群有独特吸引力

续表

游戏分类名称	主要内容	游戏特点
益智 / 解谜游戏（Puzzle Game, PZL）	常被称作休闲游戏，包括逻辑游戏、点击游戏、隐藏物品游戏、消除游戏等，囊括许多电子化传统成熟游戏，如棋牌游戏、文字数字谜题。主要内容是求解谜题，游戏特点包括逻辑推理、空间想象以及图案辨识等智力挑战	锻炼玩家解决问题能力（如逻辑推理、空间想象、模式识别、规划求解），常是模块化或小关卡化设置，单次游戏较短。通过各种智力挑战，不仅能够锻炼玩家的思维能力，还能带来解决问题后的满足感和快乐。这类游戏适合喜欢思考和挑战自我的玩家，同时也是一个很好的脑力锻炼方式
角色扮演游戏（Role-Playing Game, RPG）	核心是扮演，玩家扮演一位角色在一个写实或虚构的世界中活动。玩家负责扮演这个角色在一个结构化规则下通过一些行动令所扮演角色发展[59]。玩家在这个过程中的成功与失败取决于一个规则或行动方针的形式系统。囊括动作 RPG、大型多人在线（Massively Multiplayer Online, MMO）RPG、Roguelike 游戏、战略 RPG、沙盒 RPG 等	电子游戏中最早出现的类型之一，通常具有深入的背景故事和丰富的角色设定，强调开放世界和自由探索，并注重世界的动态性和实时性，与非玩家角色（NPC）的交互。在许多 RPG 游戏中，角色的成长性是一个重要的要求。这种成长性给予玩家一种进步的感觉，并激励他们继续探索和挑战游戏
模拟经营游戏（Simulation Game, SLG）	由玩家扮演管理者的角色，对游戏中虚拟的现实世界进行经营管理。依据其模拟内容不同，可分为施工及管理模拟游戏、生活模拟游戏、交通工具模拟游戏等	具有成长性娱乐体验、多样化博弈策略、交互反馈的特点。通过提供深度的策略选择、丰富的资源管理和多样的发展方向，为玩家带来了独特的娱乐体验。这类游戏强调玩家的决策能力和长远规划，同时也提供了一种通过虚拟环境学习和实验的机会

续表

游戏分类名称	主要内容	游戏特点
策略游戏（Strategy Game）	电子游戏竞技中最常见类型，主要内容涉及管理国家、击败敌人，特点是自由的控制和复杂的策略。包括多人在线战斗竞技场游戏（multiplayer online battle arena, MOBA）、即时战略游戏（Real-time Strategy, RTS）、4X 游戏、战争游戏、自走棋游戏等	需要玩家以上帝视角指挥其控制单位开展行动，注重细致熟练思考和计划，存在大量玩家与其他玩家间对等或不对等博弈，一般游戏时间较长、游戏门槛较高。不仅考验玩家的智力和决策能力，还能提供深度的游戏体验和满足感

（2）电子游戏元素

游戏化通过机制设计将游戏元素应用于非游戏领域，以更好地激励玩家参与领域内的活动，既往研究阐述了不同的游戏元素对促进动机和提升表现不同程度的作用，将其归为成就导向、沉浸导向、社交导向 3 种互相交叉且各有特点的类型[60]。

成就导向

指游戏设计中以玩家达成特定目标为核心的设计理念，以积分（point）、勋章（badge）、排行榜（leaderboard）为代表的成就导向元素是机制设计的基础，在电子游戏和非游戏领域最为泛用[61]。游戏中设定的任务和挑战是成就导向的直接体现。玩家需要通过技巧、策略或解决问题的能力来完成这些任务，从而获得奖励和认可。许多游戏都有内置的奖励系统，玩家在游戏过程中获取或失去积分，在完成里程碑事件时获得勋章。两者均能反映用户自身的表现，但前者着重于行为评价的即时反馈，后者着重于累积反馈的奖赏机制，通过即时满足和延迟满足的合理组合维持用户行为的持续。积分和勋章建立了软件内的价值成就评价体系，基于该体系，排行榜交叉社交导向元素比较并呈现玩家间的成就表现，三者均向玩家传递了成功感。此外，成就导向也与叙事紧密相连。玩家在通过进度条、解锁的内容或新的能力等视觉元素来推进故事情节的同时，也会感受到角色成长和故事发展带来的成就感。常见的成就导向元素还有表现图（Performance Graph）、等级（Level）、难度调整（Difficulty Adjustment）、进度条（Progress Bar）等。总的来说，成就导向是电子游戏设计中一个重要的方面，它不仅能够增加游戏的吸引力和深度，还能够促进玩家的参与和满足感。然而，这种设计也需要平衡，以避免过度强调成就而忽视了游戏的其他重要元素，如故事、角色发展和游戏体验的整体质量。

沉浸导向

沉浸导向在电子游戏设计中指的是以提供玩家沉浸式体验为目标的设计哲学。沉浸导向的游戏元素为虚拟环境中的决策提供自由，为成就和奖励赋予意义，通常独立于玩家在游戏过程中的自身表现[62]。化身（Avator）是通常由玩家自己选择或创建，与其他玩家或非玩家角色（Non-player Character，NPC）区分，是其个体性在游戏或游戏化环境中以视觉为主的具象表现，基于化身在多种行动方案中做出符合依据自身价值和利益选择，能够强化玩家的心理自由感。沉浸导向主要包括系统沉浸、空间沉浸、社交沉浸和叙事沉浸。系统沉浸是指玩家完全投入游戏的机制、挑战和规则之中，体验一种被称为“心流”的状态。此时，玩家可能会忘记时间的流逝，全身心地参与游戏中的活动。空间沉浸是指游戏为玩家创造一个感觉真实的虚拟世界，让玩家感觉自己真的存在于那个世界中，并与之产生具体化的互动。社交沉浸体现在玩家与游戏中的角色（无论是AI控制还是真人扮演）以及整个游戏社区的互动中。玩家之间的联系增强了游戏的社交维度，提升了沉浸感。叙事沉浸是通过连贯的故事叙述和活动，如探索新空间或升级玩法机制，玩家可以感受到故事的发展，当与玩家的价值观念或兴趣契合时，其信念感和使命感将被激发，认同并相信开展任务、达成成就导向元素的意义。

社交导向

电子游戏的社交导向指的是游戏设计中注重玩家之间互动交流的特性，旨在通过社交元素增强游戏的吸引力和玩家黏度。虽然许多游戏通过有意义的故事进行了架空设定，但是在非现实的语境中玩家仍需要社交导向元素来达成自身与其他个体和环境的联系。其中最重要的元素队友（Teammates）可以是游戏中的其他玩家或NPC，玩家与队友间基于成就和沉浸导向元素提供的共同价值认可和统一价值判断，引发合作、冲突或竞争。由于社交导向的游戏元素不再局限于游戏本身，而是融入了玩家个人和他人想法、语言、行动对玩家的影响，其发展更多基于玩家行为而非设计者操控。社交导向的游戏元素在初始阶段依赖于前两类游戏元素发挥作用，在合理的成就和沉浸导向元素设置下，玩家才有进行社交行为的动力；然而在游戏的进程中，玩家的社交向私人化、个性化的方向发展，逐步脱离另两类游戏元素的影响，故在维持及终末阶段，社交导向元素逐渐独立存在，并能够长期持续激励玩家行为[63]。社交导向元素不仅增强了游戏的趣味性和参与感，也使得游戏成为连接人们的一种新方式。

2.1.2 游戏化相关心理学研究

虽然游戏化数字医疗尚处在发展的早期阶段，但心理学研究中已沉淀了大量、深入的游戏化相关的理论框架（见图表6），挖掘了游戏化激发动机并驱动行为的潜力，为游戏化在医疗健康领域的深入应用铺就基础。

图表6 游戏化相关的心理学理论框架

提出者	理论名称	理论核心内容
Edward Deci Richard Ryan	自我决定理论 Self-Determination Theory	人类个体是活跃的有机体，自身即具备不断成长、应对环境挑战的倾向。胜任、自主、关联是个体普适且与生俱来的基本心理需求。人们的内在动机可以通过满足自主性、能力感和归属感这3个基本心理需求来增强

续表

提出者	理论名称	理论核心内容
Mihaly Csikszentmihalyi	心流理论 Flow Theory	"心流"是精神心理"最优体验"，是人类个体完全沉浸于某项活动以至于忘记时间流逝和周遭环境的主观状态。其核心观点是，当个体的能力与挑战相匹配时，他们更容易进入心流状态。如果挑战超出了个体的能力，他们可能会感到焦虑；如果个体的能力超出了挑战，他们可能会感到无聊。因此，为了进入心流状态，个体需要在能力与挑战之间找到一个平衡点
Yu-kai Chou	八角行为分析法框架 Octalysis Framework	这个框架提供了一种理解人们动机的方式，将动机分为左脑与右脑的分类定义，并提出了如何应用这些驱动器来促进用户参与和激励。通过优先尊重并满足人类的心理需求，即以人为本的设计，才能真正促进个体对系统活动的动机及参与
B.J. Fogg	福格行为模型 Fogg Behavior Model	"B=MAT"，当个体具备足够的动机、能力所及且受到触发器提示时，行为最有可能发生。该模型强调动机、能力和触发条件三者的相互作用，为理解和设计人类行为提供了一个有用的框架，特别是在游戏化的环境中，这个模型可以帮助设计者更好地理解玩家的行为，并创造出能够激发玩家动机、提升能力和设置有效触发条件的游戏化解决方案
Nicole Lazzaro	拉扎罗乐趣四要素 Lazzaro's 4 keys 2 fun	四种乐趣吸引个体游戏，"简单乐趣"吸引体验、"困难乐趣"提升专注、"社交乐趣"增加参与、"严肃乐趣"创造意义。游戏化设计可以借鉴这些要素，通过提供不同类型的乐趣来吸引和保持玩家的兴趣，增强用户体验
Richard Bartle	巴图玩家模型 Bartle's Taxonomy	依据玩家行为的对象（人或世界）及类型（行动或交互），将玩家分为"杀手""成就""社交""探索"四种类型，每种类型具有不同的特点和偏好，这有助于设计者根据不同玩家的喜好来设计游戏元素

（1）自我决定理论

心理学家 Edward Deci 和 Richard Ryan 在 1985 年出版的专著《人类行为中的自我决定和内在动机》中首次提出自我决定理论（Self-Determination Theory，SDT），这是一种激励行为、促进行动的有机辩证方法[64]。该理论最初是为了解释人们为什么会持续进行某些活动而不会放弃，尤其是在没有外部奖励的情况下。SDT 认为人类的行为是由内在动机和外在动机共同驱动的。内在动机是指个体出于内心的兴趣、好奇心或享受某项活动本身而进行的行为。外在动机则是由于外部因素，如奖励、惩罚或社会压力等，促使个体进行的行为。SDT 作为以积极心理学为背景的认知动机理论，认为人类个体是活跃的有机体，自身即具备不断成长、应对环境挑战的倾向，并以此为基础提出胜任、自主、关联是个体普适且与生俱来的基本心理需求（见图表 7）。其中胜任性指个体对自己能力的认知，即感觉自己在面对挑战时是有效的和有能力的。这种感觉能够激发个体的成长和提高其完成任务的动力。自主性指个体对自己行为的控制感和选择权。当人们感觉到自己的行为是出于自愿选择而不是被迫时，他们的内在动机会增强。关联性指个体对于与他人建立有意义关系的需求，包括感觉被接受、被理解及与他人相连接的感觉。基本心理需求理论（Basic Psychological Need Theory，BPNT）是 SDT 的核心，这三项需求的满足能够驱动个体因果导向自主化和动机内化，进而维持个体行为过程中的最佳效能和幸福感[65]。

电子游戏中给予玩家的外部因素刺激（如奖励、惩罚、选择等）通常基于游戏内部的价值体系，而不具备现实社会价值。故相比现实活动，电子游戏更需要将受控导向的外在动机转化为自主导向的内在动机，以维持玩家数量及黏性。既往研究将游戏化元素分为三类，分别与三项基本心理需求相契合[66，67]：成就、沉浸、社交导向的游戏化元素，分别通过累积且持续的反馈机制加强玩家与环境主动交互的效率感和成功感，基于游戏内的抉择和自由度激发玩家自我价值和兴趣驱动的创造感和自由感，利用玩家团体的关联和共同目标提升玩家与他人及社群的连接感和归属感，切合玩家的胜任、自主、关联基本心理需求。

在游戏化设计中，SDT 的应用可以帮助设计者更好地理解玩家的内在动机，并通过设计满足这些心理需求的游戏元素来增强玩家的参与度和忠诚度。例如，提供选择性和多样性可以增强玩家的自主性；设置合理的挑战和提供反馈可以增强玩家的能力感；创建社区和促进社交互动可以增强玩家的归属感。SDT 的框架阐明了游戏化促进个体对特定活动动机的内化及表现优化的原因，构筑了游戏化赋能医疗干预依从性及有效性的可能，为关联游戏化与医疗健康领域提供了理论基础。

图表 7　自我决定理论及其下分论相关联系

因果导向	非个人导向	受控导向				自主导向
动　机	无动机	外在动机				内在动机
		外部调节	内摄调节	认同调节	整合调节	
基本心理需求 （胜任、自主、关联）	完全不满足	部分满足				全部满足
行　为	“不能做什么” —自我贬损 —抑郁	“应该做什么” —公我意识 —A 型行为模式				“选择做什么” —自我尊重 —自我实现

（2）心流理论

“心流”（Flow）是由积极心理学奠基人之一 Mihaly Csikszentmihalyi 在 20 世纪 70 年代提出的一种精神心理“最优体验”[68]，指人类在完全沉浸于某项活动以至于忘记时间流逝和周遭环境的主观状态，是一种极致愉悦的心理状态。具备心流特质的活动即使长期、复杂、重复且枯燥，仍能够通过参与者自得利性的产生及动机的内化，形成内心的秩序以促使参与者喜悦幸福地坚持开展该活动。

该理论的核心观点是，当个体的能力与挑战相匹配时，他们更容易进入心流状态。如果挑战超出了个体的能力，他们可能会感到焦虑；如果个体的能力超出了挑战，他们可能会感到无聊。因此，为了进入心流状态，个体需要在能力与挑战之间找到一个平衡点。

电子游戏作为一种虚拟环境中的娱乐方式，为达到在缺乏现实外部动机情境下吸引玩家参与的目的，自诞生之时就在设计中融入了心流体验的九要素[69]，即通过“明确的目标”“清晰的反馈”及“难度与挑战的平衡”促使玩家快速进入心流，获得“行为与意识融合”“高度集中的注意力”及“控制感”的心流体验，推动玩家达到“自我意识消失”“ 时间感改变”及“发自内心参与体验”的心流效果（见图表 8）。已有多项临床试验及荟萃分析通过各项心流量表（FSS、DFS-2、SFS、CFS 等）直接评估玩家的主观心流体验及情感，通过各项生理指标（心率、呼吸及其变异性、眼动追踪、近红外脑功能成像、肌电图、脑电图、功能性磁共振等）客观监测注意力、交感及副交感神经活动、脑区激活及抑制情况，间接反映玩家进入心流的程度[70, 71, 72, 73]。进一步的研究提示“能力与挑战的平衡”是心流三项进入条件中的关键，挑战难度相较能力过低时玩家感到无聊、过高时玩家感到沮丧或困惑，均无法进入心流状态，而玩家进入心流的程度越高，在游戏中的表现水平越好[74]。在游戏化设计中，心流理论的应用可以帮助设计者创造更有吸引力的游戏体验。通过调整游戏的难度、提供清晰的目标和即时反馈，以及设计引人入胜的游戏元素等方法，可以促进玩家进入心流状态。这种状态下的玩家更容易沉浸在游戏中，享受游戏带来的乐趣和满足感。

心流理论中常提及“像玩游戏一样去工作 / 生活 / 学习 /……”，与游戏化概念层面提及的“在非游戏领域应用游戏元素”不谋而合，同时，有关心流理论的大量研究也提示了游戏化应用的实践意义，链接了游戏化与医疗健康领域结合的理论和实践基础。

图表 8　心流理论九要素

前因 / 条件	清晰的目标 Clear Goals	明确的反馈 Unambiguous feedback	能力与挑战的平衡 Challenge-skills balance
体验	行为与意识的融合 Action-awareness merging	高度集中的注意力 Complete concentration on the task	控制感 sense of control
效果	自我意识的消失 Loss of self-consciousness	时间感异常 Transformation of time	发自自我内心体验 Autotelic experience

（3）八角行为分析法框架

行为学家 Yu-kai Chou 整合了游戏设计、游戏动态、行为经济学、动机心理学、UX/UI、神经生物学及技术平台等多个学科及专业相关知识，提出了名为八角行为分析法框架（Octalysis Framework）的游戏化分析方法。大多数系统都是“以功能为中心”，旨在快速完成工作。这就像一家工厂假设其工人会完成他们的工作，因为他们被要求这样做。然而，“以人为本的设计”会记住系统中的人们有感觉、不安全感以及他们想要或不想做某些事情的原因，因此优化他们的感觉、动机和参与度。该框架认为游戏化的关键即“以人为本的设计”，与大多数系统“以功能为本的设计”相区别，通过优先尊重并满足人类的心理需求而非优化系统的功能效率，才能真正促进个体对系统活动的动机及参与[75]。

游戏并非生活的必需品，游戏设计师多年来都在钻研能够使得玩家向“无目的的目标”奋斗并投入循环往复活动的因素。通过深入探索这些积极或消极、外在或内在因素的异同，Yu-kai 总结了游戏化的八大核心驱动力，包括（见图表 9）：

1. 史诗意义与使命感：是核心驱动力，关注于人们对于超越个人利益、成为更大事业一部分的渴望。它激发玩家感觉自己是一个重要故事或任务的一部分，从而增加他们的参与度和动力。玩家在游戏中扮演特定角色，这些角色通常与他们的理想自我相符合。而使命召唤可以让玩家感觉自己被召唤去完成一个比个人更伟大的任务，这激发了他们的积极参与，从而实现自己的价值观和信仰。

2. 进步与成就感：是不断进步、发展技能和克服挑战的内在动力。其中挑战尤为重要，没有通过挑战而获得徽章或奖杯就毫无意义。设置一系列的挑战和里程碑，让玩家有明确的短期和长期目标。当玩家达到这些目标时，他们会感到满足和自豪。同时对玩家的努力和成就给予认可和奖励，比如积分、徽章、排行榜等。

3. 创意授权与反馈：此处侧重关注玩家对于创造性表达、独立性以及反馈的需求和渴望。当玩家积极参与创意生成的过程中，他们会反复思考并尝试不同的组合方式来解决问题。为玩家提供选择和控制的自由，使他们能够根据自身偏好和需求定制游戏体验，允许玩家以创新的方式展现自己，并提供实时的反馈，让玩家了解自己的表现及改进建议。通过满足玩家在创意授权与反馈方面的需求，游戏可以激发玩家的创造力、自主性和参与度。这种激励机制适用于各类游戏，特别是需要玩家进行创新思考和积极参与的情境。

4. 所有权与拥有感：关注于人们对物品、角色或虚拟资产的占有欲，以及通过拥有这些而产生的满足感和责任感。游戏化设计可以提供一系列的物品供用户收集，如徽章、积分、虚拟货币等，这些收集的物品可以展示玩家的进展和成就。玩家能够个性化定制自己的角色、界面或环境，这种个性化的体验增强了玩家的拥有感。此外，当玩家拥有某样物品时，他们通常会感到有责任去照顾和维护它。人们有时候会通过展示自己的收藏和拥有物来获得他人的认可和羡慕。所有权和拥有感这一驱动力通过满足人们的占有欲和对物品的情感连接，可以增强玩家的参与度和忠诚度。在游戏化设计中，合理地利用这一驱动力可以帮助游戏或服务建立更强的玩家黏性。

5. 社交影响与关联性：关注于人们与他人建立联系、社交互动以及获得他人认可的需求。人们乐于与他人互动和交流，游戏化设计可提供多样的社交互动方式，如聊天、协作任务或竞争活动，以增强玩家的参与度和社区意识。通过团队合作完成任务或挑战，玩家能体验到团队合作的乐趣。标识不同社区成员的徽章、称号或特殊身份，有助于增强玩家的认同感和归属感。提供支持性的社区环境，让玩家得到鼓励、反馈和帮助。设立共同的目标或任务，促使玩家共同努力实现这些目标。社交影响与关联性这一动力通过满足社交需求和建立人际关系的愿望，能够增强玩家的参与度、社区感和忠诚度。在游戏化设计中，巧妙地利用这一驱动力建立强大的社区效应和玩家忠诚度。

6. 稀缺性与渴望：关注于人们对有限资源、时间压力和即时满足的强烈反应。设定有时间限制的优惠或活动，可以激发玩家的紧迫感和购买欲望。推出限量版的产品或服务，可增加其独特性和吸引力。提供独家或特权内容，仅对特定玩家群体开放。在游戏中设置倒计时或任务截止日期，有助于激发玩家的紧迫感和参与度。通过随机奖励或物品掉落，可以增加玩家的好奇心和探索欲望。玩家可能会投入更多时间和精力来追求这些不确定的奖励。有时，让玩家等待一段时间才能获得奖励，能够增加奖励的价值感和期待感。稀缺性与渴望这一驱动力通过创造有限资源和时间压力的情境，能够激发玩家的紧迫感、竞争心和参与度。在游戏化设计中，适度运用这一驱动力有助于吸引玩家的注意力和兴趣。然而，过度使用稀缺性可能会导致玩家感到疲劳和挫败，因此需要谨慎平衡和调整。

7. 未知性与好奇心：着眼于人们对未知事物的探索欲望，以及对新奇和复杂情境的好奇心。人们喜欢在未知领域探索，寻求新事物或隐藏的秘密。游戏化设计能够创造探索机会，如解锁新关卡、发现隐藏物品或揭示故事背景。不断变化的内容和多样化的体验可以激发玩家的好奇心和新鲜感。设置有挑战性的任务或难题有助于激发玩家的求知欲和解决问题的欲望。引入随机事件或意外结果能够增加游戏的不确定性和趣味性。提供实时反馈和学习机会可以帮助玩家了解自己进展和表现。同时，允许玩家犯错误并从中学习能够减轻他们的恐惧和压力感。在轻松的环境中，玩家更愿意尝试新事物和探索未知领域。未知性与好奇心这一驱动力，可以通过创造新奇、多变和不确定的情境，激发玩家的探索欲望、创造力和学习动机。在游戏化设计中，善用这一动力能够更好地吸引玩家的关注、兴趣和参与度。然而，过度的复杂性和不确定性可能导致玩家感到困惑和挫败，因此需要谨慎平衡和调整。

8. 亏损与逃避心：关注于人们对损失的规避和对压力释放的需求。人们往往对避免损失比获得同等价值的收益更为敏感，在面临可能的损失或责任时，人们可能会采取积极的行动。通过提供吸引人的内容和体验，让玩家暂时忘却现实生活中的压力和问题，放松心情和恢复精力。此外，还可以提供一个安全的环境，让玩家能够表达和宣泄他们的情绪。通过建立论坛、社交媒体群组或在线社区来实现，让玩家能够与他人分享自己的经历和情感。亏损与逃避这一驱动力通过满足人们对损失规避和压力释放的需求，可以帮助产品或服务吸引玩家的注意力和参与度。在游戏化设计中，合理地利用这一驱动力可以帮助玩家应对现实生活中的压力和挑战，同时提供一个有趣和放松的环境。然而，过度依赖逃避现实可能会导致玩家的脱离和沉迷，因此需要谨慎平衡和调整。

八大驱动力依据其来源分类为专注于创造力、自我表达和社会动力学的“右脑”驱动力（3、5、7），关联逻辑、计算、所有权的“左脑”驱动力（2、4、6）；依据其倾向分类为渴望获得及构建的积极驱动力（1、2、3），担忧失去及错过的消极驱动力（6、7、8）。

八角行为分析法脱胎于游戏化自身的特点，并在其发展过程中渗透到教育、工业、体育、互联网甚至医疗和科学研究行业或领域实践的方方面面[76, 77, 78, 79]，构建了游戏化机制进一步融入医疗健康领域的应用基础。

图表 9　八角行为分析法框架

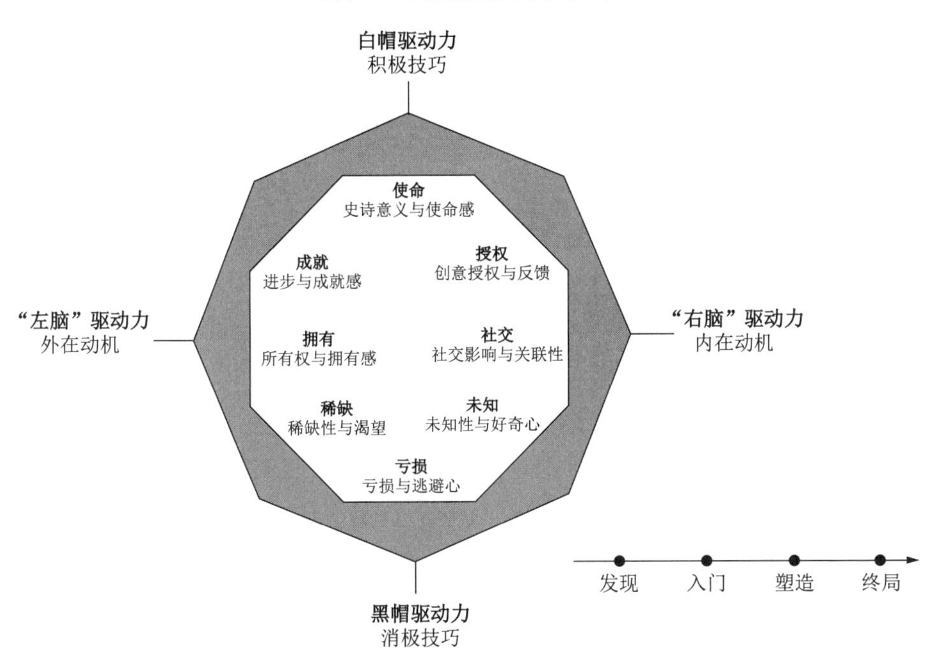

2.1.3 医疗健康领域的游戏化应用理论

经典药物研究存在药效动力学[80]和药代动力学[81]两项在时间维度上同步的动力学理论，两者密切相关。其中前者着重于药物对机体的作用，如治疗作用、不良反应及与其相关的作用机制、量效关系、构效关系等；后者关注机体对药物的作用，即药物的吸收、分布、代谢、排泄，与药物的递送机制密切相关。医疗健康领域的游戏化应用不仅需要发挥其本身优势，更需要结合不同疾病的特点。对照经典药物研究的这两项动力学理论，在一类疾病中，游戏化仅优化“药代动力学”机制，作为递送载体使得“有效成分”突破患者的意识屏障而到达作用靶点，辅助机体更好地接受并完成对“有效成分”的吸收；在另一类疾病中，游戏化进一步参与“药效动力学”机制，作为“有效成分”的一部分，辅助或主导对机体的治疗。

第一类疾病以器质性疾病为主，涉及心血管、内分泌、呼吸、遗传代谢、免疫等学科，糖尿病、高血压、高脂血症、恶性肿瘤、慢性阻塞性肺病等病种。这类疾病的发展通常是较为明确的客观生理病理过程，经典的治疗方法以药物治疗、手术治疗等为主，管理周期长、干预见效慢、经济成本高，常需终身随访或服药。游戏化并不具备参与治疗"有效成分"的要素，而是主要作为递送载体，通过吸引患者的注意力和提高他们的参与度，帮助药物更好地被吸收。例如，通过设计有趣的游戏任务或奖励系统，可以鼓励患者按时服药，从而提高药物的吸收率，规范干预流程，增加医疗满意度及依从性。

RPG、AVG 游戏中通常注重化身及有意义的故事这两种沉浸导向游戏化元素的应用，PZL 游戏与积分、勋章等成就导向游戏化元素成熟结合。在上述心理学理论中，这些游戏化元素能够满足玩家基本的心理需求（自主、胜任）、契合了心流进入的条件（清晰的目标、明确的反馈）、充分激发了多项白帽驱动力（使命、成就、授权）；同时，这些游戏均能够进行较短的最小单位游戏时间设计，PZL 游戏还与经典桌面游戏高度链接，即使对非电子游戏玩家，这些游戏形式及游戏化元素也能快速适配，降低了患者在发现和入门阶段接受治疗的壁垒。同时，队友、团队任务、社交财富、社交刺激等社交导向的游戏化元素满足了玩家的关联需求、激发了"右脑"内在驱动力，在枯燥重复治疗的终局阶段，利用社交影响及关联性帮助患者坚持规范、有效的治疗。

第二类疾病以功能性疾病为主，通常涉及认知、情绪、睡眠、视功能等障碍，精神病学、发育行为儿科学、神经病学、眼视光等学科，注意缺陷多动障碍、孤独症谱系障碍、抑郁障碍、强迫症、睡眠—觉醒障碍、阿尔茨海默病、斜弱视等疾病类型和病种。这类疾病虽然亦有相关病理机制的研究，但与第一类疾病相比其机制尚未完全明确、无干预药物或药物干预能力有限，故在其经典疗法中，心理社会干预及物理治疗仍占有重要地位。游戏化在这些疾病中不仅起到了依从性促进的作用，而且直接参与药物的作用机制，即作为药物的一部分，直接对机体产生治疗效果。例如，通过设计具有特定治疗效果的游戏任务或虚拟环境，可以直接对患者的病情产生积极影响。ACT 游戏对玩家具有手眼脑协调及精细操作的要求，SLG 游戏为玩家提供了真实、安全的模拟环境、PZL 游戏需要玩家进行逻辑分析及规划，这些特点为游戏化助力不同功能障碍患者的康复提供了可能性。在第四章中，笔者将基于功能性疾病相关的国内外产品案例展开详细说明。

图表 10　游戏化在医疗健康领域的应用理论

	器质性疾病	功能性疾病
相关疾病类型及病种	糖尿病、高血压、高脂血症、恶性肿瘤、慢性阻塞性肺疾病等	注意缺陷多动障碍、孤独症谱系障碍、抑郁障碍、强迫症、睡眠—觉醒障碍、阿尔茨海默病、斜弱视等
相关学科及科室	心血管、内分泌、呼吸、遗传代谢、免疫等	神经精神、发育行为儿科、眼视光等
经典疗法	药物、手术为主	心理社会干预、物理治疗为主
疗程	极长	较长
游戏化作用	提升依从性为主	提升依从性，兼顾有效性
类比经典治疗机制	“药代动力学” 机体对治疗的“吸收”	“药代动力学”+“药效动力学” 兼顾治疗对机体作用
游戏类型及游戏化元素	RPG、AVG、PZL	ACT、SLG、RPG、AVG、PZL
	成就导向：积分、勋章、排行榜等； 沉浸导向：化身、有意义的故事等； 社交导向：队友等	

2.2　游戏技术：游戏化赋能数字医疗的根本

2.2.1　游戏技术的历史发展脉络

中国游戏产业研究院、中国科学院自然科学史研究所发布的研究报告《游戏技术——数实融合进程中的技术新集群》[82]中引入了电子游戏领域中的游戏技术，这些技术是在电子游戏中首次实现规模化应用，是针对丰富和提升人的交互体验的功能质性技术集群。游戏技术以计算机和从计算机衍生出来的电子设备（游戏主机、手机、AR/VR 设备等）为工具和载体，涉及计算机语言和算法设计、计算机图形学、软硬件架构、网络调试与适配、交互设备等主要领域。它主要应用于电子游戏的研发和运维，是数字技术系统中不可或缺的重要组成部分。

游戏技术的发展经历了科学时期、产业时期、社会时期三个重大阶段，电子游戏作为科学研究的副产品、带着技术属性诞生，在其发展过程中基于用户对交互体验不断优化的需求，推动了技术不断的创新和迭代，反哺相关科学技术的发展。

早在 1947 年，艾伦·图灵在进行人工智能的研究时敲下了第一行游戏代码，游戏技术的科学时期就此开启。在 1948 年的开创性论文“智能机器”（Intelligent Machinery）中[83]，图灵指出，由于涉及对复杂问题分析决策及对符号系统的理解处理，棋类游戏是展示机器思维能力的重要领域。随后，众多高校及公司的科研部门投入棋类博弈类电子游戏的研究，“机器学习”（Machine Learning）的概念在 1959 年在跳棋游戏的相关研究中被首次提出[84]。在 20 世纪 60 年代，C 语言的发明人之一肯尼斯·汤普森在编写“太空旅行”游戏时创造出了 UNIX 操作系统，斯坦福大学出现第一个投币式电子游戏机后由美国街机厂商获得授权并规模化制造销售，第一台家用游戏机“奥德赛”生产上市引起轰动。电子游戏逐渐发展为独立文化产品并开始商业化尝试，普通消费者的大量涌入为游戏技术的规模化应用奠定了基础。

随着产业领域的形成，20 世纪 70 年代，游戏技术进入产业时期。游戏的主要载体从游戏主机、计算机，到移动设备不断转化，推动游戏技术和设备如游戏引擎、图形显示、人工智能、显卡、处理器、控制器等飞速发展。之后，为更高质量地展示游戏画面，当今计算机图形学的基础技术如 Sprite、RGB 模型技术等创新性地应运而生，推动了商业化家用游戏主机系统的销售和迭代。随着厂商相继入局，家用游戏机控制器在输入、控制、反馈等各方面的人机交互经验逐渐积累，为如今智能驾驶、智能制造、大数据中控等平台的交互建设打下了基础。在游戏主机蓬勃发展的同时，更具扩展性的计算机平台也在硬件设备和软件系统的代代更新中谋求成为游戏平台的可能性。1995 年，巫毒（Voodoo）显卡的诞生及在 3D 游戏《雷神之锤》(*Quake*）中的应用开启了显卡技术的白热化竞争。3D 显卡技术的发展进一步推动 3D 游戏引擎的迭代，同时推进了计算机图形学和 GPU 芯片技术的成熟，助力高渲染精度、动态模糊、抗锯齿、实时光影、屏幕空间、环境光遮蔽、声音效果、HDR 高动态压缩等一系列相关技术的爆发。

自 20 世纪 90 年代起，随着技术体系的逐渐完善，游戏技术开始了早期的跨界探索，逐步进入社会时代。如在医疗领域，华盛顿大学科研人员在 2008 年开发的“Foldit”允许用户自由组装氨基酸以设计出针对游戏目标的蛋白质结构（见图表 11）; 2011 年，用户通过该游戏解读了曾困扰科学家 15 年的艾滋病相关蛋白结构; 2020 年的 COVID-19 疫情中，用户通过 Foldit 的新关卡“1805b：冠状病毒尖峰蛋白结合剂设计（Coronavirus Spike Protein Binder Design）”帮助专业人员快速研发新药。在文化艺术领域，瑞士日内瓦大学的研究人员利用数字动画和增强现实技术，在原址重现消失 2000 年的庞贝古城文化遗迹；而《刺客信条：大革命》中巴黎圣母院的精确测绘建模，在巴黎圣母院火灾后对于其坍塌尖顶的重建意义亦引起了广泛讨论（见图表 12）。由国家新闻出版署发布的 2022 年《中国游戏产业报告》显示，我国游戏用户规模已达 6.64 亿；该报告亦提出了游戏行业存在以“游戏 +”模式多向辐射，跨域跨界助力产业转型升级的总体运行情况，提示游戏技术的发展已惠及社会的方方面面。

图表 11　Foldit 游戏中，用户通过组装氨基酸形成目标蛋白质结构

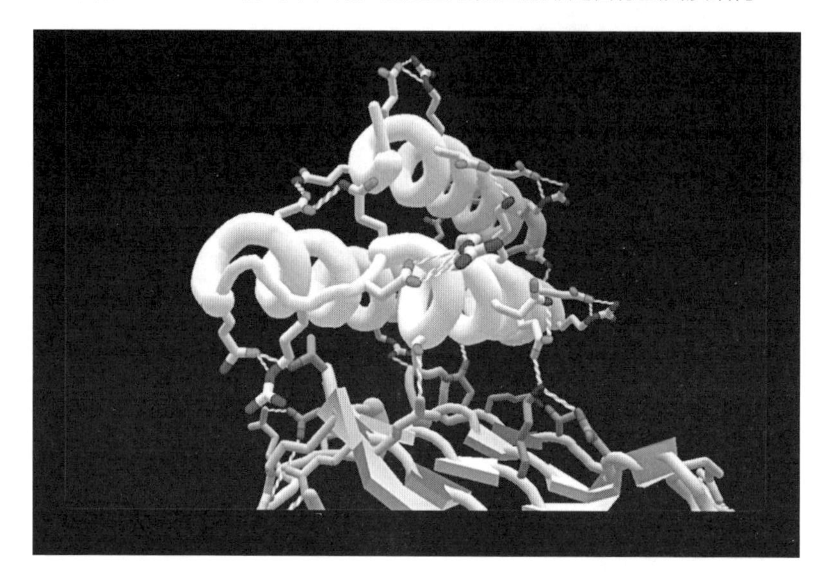

图表 12 《刺客信条：大革命》中对于巴黎圣母院的数字化还原

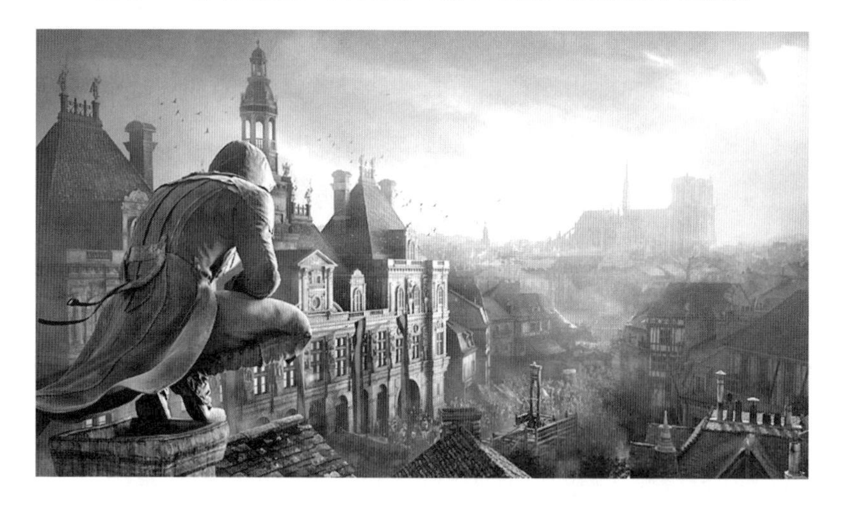

2.2.2 当前游戏技术的特点及应用

追寻游戏技术历史的脉络能够发现，游戏对前沿科技的应用和创新起到了重要推动作用。随着用户对游戏体验要求的增高，游戏世界的呈现亦需要与现

实世界愈发接近，这促使各种先进的数字技术在电子游戏的广阔平台上得以应用和发展。

首先，通过在游戏的虚拟环境中进行创新和实验，许多新的技术得以孵化并逐渐成熟。例如，虚拟现实/虚拟仿真在游戏中的应用不仅提供给用户更真实的体验，还促进了虚拟现实技术的发展。其次，游戏中产生的交互数据为新技术的研究和发展提供了重要资源。记录并分析用户之间的互动、游戏物体的运动以及游戏过程中的各种行为数据，有助于揭示用户行为模式，探究人类认知、决策和行动的原理，以优化游戏体验并开发更智能的系统。这些数据还广泛应用于机器学习、人工智能等领域。各项游戏技术相互紧密交织，互为彼此的发生基础和应用扩展，值得密切关注（见图表13）。

图表13　当今游戏技术谱系图[89]

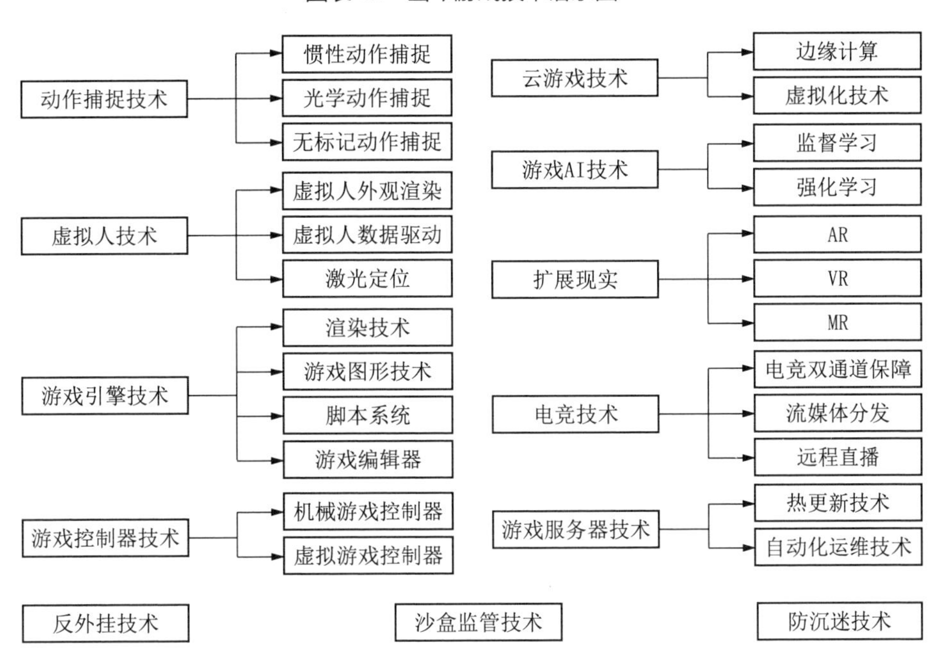

（1）游戏引擎技术

游戏引擎技术是用于创建和开发游戏的软件工具集合中心，是联结各项游戏技术的框架。通过集成图形渲染引擎、物理模拟引擎、碰撞检测、脚本编辑、PCG 程序化内容生成等系统，游戏引擎技术联结硬件和软件、现实和虚拟，赋能数字孪生和虚拟仿真，推进了超级数字场景的实现。数字孪生技术将现实世界中的实体、过程或系统以数字化的方式呈现出来，并且在数字化的基础上进行模拟、分析、优化、决策模拟和预测物体的运行和行为；虚拟仿真通过对现实世界的物理结构、系统行为以及人类活动动态逼真的模拟，使用户可以通过电脑屏幕或沉浸式硬件设备与虚拟环境交互，安全高效地进行培训、设计、决策和研究，以理解和预测真实世界的情况。2022 年 6 月 27 日，全动飞行模拟机（Full Flight Simulator，FFS）视景软件系统研发应用能够代替真机进行民航飞行员训练，利用虚拟现实技术复刻真实世界场景，模拟飞行中各种可能发生的紧急情况，实现了游戏技术与制造业的深度融合。以地铁反恐实战模拟演练为背景的地铁火灾事件处置为例，通过运用游戏引擎技术开发的地铁三维虚拟演练系统，可高度还原地铁内部环境，在虚拟三维环境中实现信息查询、多媒体信息关联展示、动态视频调用等功能。同时，该系统允许动态操作控制三维虚拟对象，进行事件的实时处理[85]。

游戏引擎技术在医疗领域的应用正日益受到重视，涉及计算机图形学、人工智能、生物医学工程等多学科的理论和方法。举例来说，游戏引擎技术在健康管理中发挥重要作用。采用游戏化的方式辅助用户进行健康管理，包括追踪运动量、饮食、睡眠等数据，并根据用户表现给予相应的反馈和奖励，从而激励用户坚持健康的生活方式。这种方法不仅提升了患者的自我管理水平，还能及时发现和预防潜在的健康问题。游戏引擎技术将推动跨学科合作，医学、工程学、计算机科学等领域的专家将密切合作，共同推动游戏引擎技术在医疗领域的应用，提升医疗服务的质量和效率。展望未来，游戏引擎技术在医疗领域的应用前景看好，有望改变医疗服务提供方式，对医疗质量和效率产生积极影响。

（2）动作捕捉技术

动作捕捉亦称运动跟踪、动态捕捉、运动匹配，是指记录并处理人类或其他物体动作的技术。运动捕捉使用现场真实连续镜头作为动画的基础，使得动画制作不再需要经过传统的绘制过程。成熟的主流穿戴式动捕技术主要分为光学动作捕捉和惯性动作捕捉，通过摄像头或接收器收集光学标记点或惯性传感器记录的运动数据，使用三维重建算法建立各个部位的运动数据形成虚拟角色动画；而新兴的AI视频动捕技术基于参数化人体模型AI算法，通过视频中提取的多张单帧图像检测人体关键点、提取并连结骨骼姿势，构建骨骼动画数据驱动虚拟角色运动。虽然目前AI动捕准确度不高导致其在复杂环境的应用受限，但其较低的使用门槛及硬件需求为各领域实时便捷的人机交互提供了可能性。在2023年4月18日“国际古迹遗址日”，“数字藏经洞”时空参与式博物馆正式上线，通过动作捕捉技术、以高精高质量的虚拟角色还原敦煌历史人物，在云游戏场景中实现了用户与历史人物实时交流互动。

在医疗领域运用动作捕捉技术已经展现出一定的潜力和价值，精确记录人体运动为医生和研究人员提供宝贵数据，以优化诊断、治疗和康复过程[86]。例如，在心理治疗中，通过捕捉和分析患者的面部表情和身体语言，医生能更深入了解患者情绪状态和压力水平，提供更精准的心理干预。在康复医学领域，分析患者运动模式有助医生和治疗师精确监测康复进程，及时发现并纠正不健康或异常动作[87]。对中风患者或运动损伤者，动作捕捉技术提供客观评估数据，定制符合目前康复阶段的计划。此外，在生物力学分析中，动作捕捉技术可帮助研究人员深入了解人体运动机制和肌肉骨骼系统的工作方式，进而开发新治疗方法、改良训练技巧和设计更舒适的假肢和矫形器具。总体而言，动作捕捉技术在医疗领域应用广泛，提升医疗服务质量和效率的同时还能改善患者治疗体验。未来，随着技术进步，动作捕捉技术将在医疗领域得到更加广泛和深入的应用。

（3）虚拟人技术

虚拟人的基本特征是具备人的外观、人的行为、人的思想，在制作流程中需要经过建模、驱动及渲染三个核心环节。其中驱动环节分为真人驱动型及深度学习模型运算驱动的智能驱动型。前者依托于动作捕捉技术，结合2D/3D/全息形象渲染，在虚拟数字人形象中实时呈现真人的动作及表情，与用户实时交互；后者是虚拟人的最新迭代，集合了近年多模态深度学习技术的发展成果，自动解析外部输入的信息（如文本、语音），基于解析结果决策虚拟数字人的表现。虚拟人技术在媒体及娱乐行业已有大量应用，2020年11月，虚拟偶像女团A-SOUL出道，多家互联网游戏公司入局虚拟人赛道；2021年6月，多家实验室联合打造的超写实虚拟数字人“小净”，在深空探测、载人航天工程等多个数实结合的环境中，以数字航天员和新华社数字记者的身份开展多元化报道。

虚拟人技术在医疗领域的应用正日益成为一个重要的研究方向，它结合了计算机科学、生物医学工程、认知科学等多个学科的理论和方法，旨在通过构建虚拟环境来模拟、分析和预测人体生理和病理过程[88]。例如，虚拟人技术可用于医学教育，通过构建虚拟的人体模型和疾病过程，医学生可以在无风险的环境中进行手术操作和治疗方案的模拟训练[89]。这不仅有助于提高学生的实践技能，还能增强其对复杂医学理论的理解和应用能力。此外，这种模拟训练还为医生提供了持续的专业发展机会，帮助他们跟上快速变化的医疗技术和治疗方法。教育技术的数字化革命，即数字化学习，正在引领教学范式的变革，与此密切相关的是医学虚拟仿真教学。在这个过程中，虚拟仿真技术和人工智能技术相互融合，未来有望共同推动医学教育的改革创新[90]。再如，虚拟人技术在临床诊疗中也展现出巨大的潜力。通过构建个性化的虚拟患者模型，医生可以更准确地预测疾病的发展和治疗效果，有助于医生制订更为精确的治疗方案，并减少不必要的医疗干预和成本。虚拟人技术也可以帮助医生更清晰地向患者解释复杂的医疗信息，改善医患之间的沟通效率。此外，在生物医学研究方面，虚拟人技术可提供一个理想的平台来进行药物测试和疾病模型的研究，通过模拟不同人群的生理和病理过程，研究人员可以更好地理解疾病的发生机制和新药的作用方式，有助于加速新药的开发进程，降低药物研发的成本和风险。虚拟人技术在医疗领域的应用具有广泛的学术价值和实践意义，不仅可推动医学教育和医疗服务的创新，还能为生物医学研究提供新的方法和工具。随着技术的不断发展和完善，有理由相信，虚拟人技术将在未来的医疗领域发挥更加重要的角色。

（4）扩展现实技术

扩展现实（Extended Reality，XR）是一种涵盖虚拟现实（Virtual Reality，VR）、增强现实（Augmented Reality，AR）以及混合现实（Mixed Reality，MR）等沉浸式技术的总称。基于5G高速网络产业的快速发展，5G连接的流式传输技术解除了系统和算力环境对于XR体验的限制，使用户能够随时随地体验物理世界与数字世界的融合。在2022年6月11日“文化和自然遗产日”上，利用游戏技术在“云游长城”的微信小程序内打造了1∶1复原、毫米级高精度的“数字长城”，使用户能够通过手机小程序体验“爬长城”“修长城”，这成为数字游戏技术在文物保护领域创新应用的标志性案例。

脱胎于电子游戏功能性的新技术因具备仿真度高、沉浸感强、交互性好、渲染精细等共有特点及优势，通过在游戏环境内的验证和迭代，逐渐成熟后成为独立的研究领域，并外溢渗透至其他行业为其提供解决方案。根据公开数据显示，游戏技术在芯片产业的科技进步贡献率为14.9%；在5G高速网络产业的科技进步贡献率为46.3%；而在XR产业方面，游戏技术的科技进步贡献率高达71.6%。

扩展现实技术（包括虚拟现实、增强现实和混合现实）在医疗领域的应用正日益成为一个重要的研究方向，通过将虚拟元素与真实世界相结合，为医学教育和诊疗提供新的方法和工具[91]。在医学教育方面，扩展现实技术为学生提供了一个沉浸式的学习环境，使他们能够更好地理解复杂的解剖结构和生理过程[92]。例如，通过虚拟现实技术，学生可以在一个模拟的手术环境中进行操作练习，从而提高他们的手术技能和决策能力。增强现实技术还可用于创建交互式的教科书或教学工具，帮助学生更好地理解理论知识。在临床诊断和治疗领域，扩展现实技术也展现出了巨大的潜力。例如，医生可以借助增强现实技术在真实患者身上叠加显示患者的内部结构或病理信息，以提高诊断和治疗准确性。利用虚拟现实技术建立的模拟环境可用于手术前的模拟和计划，有助于提高手术成功率和安全性。此外，在实际手术过程中引导手术时，这些技术还能确保操作的精确性[93]。虚拟现实技术还可以用于治疗心理疾病，如焦虑症、恐惧症等，通过让患者在安全环境中面对和克服恐惧，达到治疗目的。此外，虚拟现实技术还可用于远程医疗，帮助医生更好地理解患者状况，提供更个性化的医疗建议。

2.2.3 游戏技术在中国公众中的感知及认可评估

《游戏技术——数实融合进程中的技术新集群》报告中提出，在对中国公众进行的感知及认同度调查中，公众整体表示“曾听说”相关游戏技术的比例较低，多分布于10%—30%，其中感知度最高的电竞技术了解比例也仅有32.3%，反映目前公众对游戏技术主动或被动的信息获得均较少。报告亦提及感知度与认可度呈负相关，由于公众对于了解较深的游戏技术具有较高的期待度，一旦游戏技术在应用过程中的价值未能很好地传递，就可能导致认可度的落差。游戏技术亟需更多的媒体舆论报道，亦需要在应用过程中进一步加强技术价值的体验，以促进公众的感知与认可。

公众对于游戏技术的了解集中在应用于游戏本身及安全监测相关的技术，前者如电竞技术、游戏引擎技术、游戏手柄技术、云游戏技术等，后者如防沉迷技术、反外挂技术等（见图表14）。进一步调查对于游戏技术在非游戏领域应用的结果显示，公众对于游戏技术的跨界应用及外溢案例的感知和认同度局限于衣食住行等日常接触的方面，而在医疗、工业、军事等方面尚欠认知，反映了游戏技术的认同度提升需着力于与普通大众现实生活生产息息相关的落地应用。

图表 14　中国公众对于不同游戏技术的感知情况

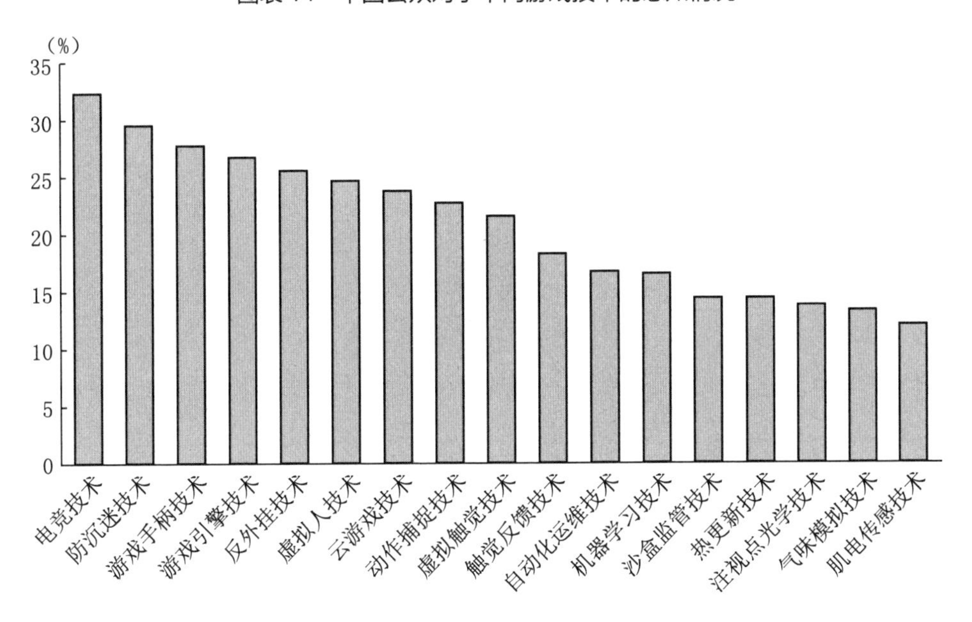

数据来源：中国游戏产业研究院《游戏技术——数实融合进程中的技术新集群》

第三章 YOUXIHUA SHUZI YILIAO GAILUN

游戏化数字医疗解决临床问题路径

公众对慢性疾病的关注逐渐上升，部分传统诊疗手段（药物、手术、物理治疗或心理治疗）已经难以满足患者追求更高健康状态的需求，呈现出多方面缺陷，在依从性差、治疗效果不显著以及经济负担较重这三方面尤为显著。本章将重点探讨上述临床问题，明确游戏化数字医疗在填补（或替代）传统治疗手段时发挥的作用。

3.1 现有诊疗体系尚未解决的临床问题

3.1.1 治疗依从性差

（1）治疗依从性差的原因

① 治疗周期长

一部分疾病需要长期治疗，症状方可控制，疾病进展可延缓。如糖尿病、高血压等常见慢性疾病，患者需终身服用降血糖、降血压药物；认知障碍等神经精神类疾病，患者需要长期进行饮食、运动、认知训练等多种手段组成的多模式干预；表现为多部位疼痛的肌肉骨骼系统疾病，患者需要进行长期物理治疗和运动康复；老年肌少症是突出的老年综合征，常规的运动干预方法难以有效遏制肌少症的发展，血流限制（Blood Flow Retriction，BFR）训练作为一种新兴的运动干预方法，需要每天1—2小时长期坚持才能取得一定效果[94]。在漫长治疗周期中，患者可能依从性降低，无法较好地遵循完整治疗方案，甚至从治疗中脱落。

② 治疗场景限定

部分疾病以物理/心理治疗为主，需要患者长期、频繁前往医疗机构，在卫生技术人员的指导下利用专业医疗器械或设备开展治疗。例如：斜弱视患者需要频繁前往医疗机构在指导下进行红光刺激、光栅刺激、裂隙尺、反转拍等治疗，训练时间通常持续半年以上；孤独症谱系障碍（Autism Spectrum Disorder，ASD）患者，需要进行科学性、系统性、长程高强度，以社交为核心、行为疗法为基本手段的早期干预，治疗需每日进行、每周开展20小时以上、持续2年及以上[95]。频繁、长期地前往专业机构加重了患者及家庭的治疗负担，影响患者依从性。部分慢性疾病需要长期复查，患者进行手术等治疗，需要住院实现，大型医疗仪器设备集中于医院，患者需要通过预约、就诊和再预约的流程完成诊疗，让罹患不同疾病的患者进入不同的救治场景，完成基本治疗过程。

③ 药物不良反应大

药物不良反应，指药物在正常用法、用量时出现的与用药目的无关的有害反应。在精神类疾病中，药物不良反应的问题尤为显著，《抗精神病药物不良反应报告分析》数据显示，引起不良反应的60例报告中，共涉及12种抗精神病药物，且所有不良反应事件报告中，精神系统患者占68.33%[96]。美金刚是目前国内临床治疗阿尔茨海默病（Alzheimer's disease，AD）的一线用药，其能够调控兴奋性神经递质，发挥延缓神经退化的作用，但存在高血压、便秘、头晕等副作用。一项临床研究表明，美金刚联合用药效果更佳，这种联合治疗可能通过不同机制的作用来增强疗效，降低副作用，但增加了患者的用药种类，增加了不便和其他副作用的可能[97]。药物不良反应影响患者身心状态，针对不良反应的治疗进一步增加了患者负担，使患者依从性降低。

（2）治疗依从性差的后果

① 治愈时间延长

治疗依从性下降可能会导致患者疾病康复及治愈周期延长。健康经济学方面的分析表明，不论何种方式的依从性降低，患者治疗获益都会降低，治疗周期延长，包括住院率增加、处方改变或不必要的药物剂量增加，以及更频繁的检查[98]。有研究分析了频繁住院与治疗依从性间的关系，依从性差是导致住院时间延长和住院频次增加的关键因素，由于治疗的依从性差，在该医院精神科接受治疗的患者，住院频次和时间从 0.12 次 / 年（2.5 天）增加至 2.5 次 / 年（54 天）[99]。脑卒中是发病率较高的心脑血管疾病，由于此病根治难度大，存在较高复发风险，易半身不遂、语言及肢体障碍等后遗症，康复时间长，很多时候需要终生康复[100]。

② 症状无改善或加重

治疗依从性差可能会导致治疗效果不佳，发生急、慢性并发症严重影响健康。例如，糖尿病患者未遵循治疗方案，血糖控制不稳定，可能出现低血糖、高血糖危象等急性并发症，以及糖尿病肾病、周围神经病变等并发症。相关研究表明[101]，长病程（五年以上）糖尿病患者患有肾病的概率显著高于新诊断及中等病程的糖尿病患者，其患病率分别为 40.85% 和 7.14%；此外，不同病程阶段患者并发周围神经病变的患病率也存在差异，其中长病程组最高，达 46.48%。心血管疾病患者若未能按医嘱服用抗血小板药物，可能会导致血栓形成，造成心肌梗死或脑卒中。通过对稳定型心绞痛患者进行随访[102]，提前停用替格瑞洛的患者，心血管不良事件发生率明显高于正常服药的患者，分别为 5.43% 与 0.92%。患者在心绞痛症状消失后，从术后的规律服药，逐渐开始担心替格瑞洛会导致出血的副作用，逐渐停药未发现不良症状，就会出现早期停药，最终因为疗程和计量不够，再次心绞痛等心脑血管事件风险增加。

③心理问题发生

患者依从性差，导致治愈时间延长，症状反复，容易进一步引发心理问题，特别是焦虑症和抑郁障碍[103]。一份关于慢性牙周炎患者心理健康与治疗依从性相关分析显示[104]，口腔卫生习惯、吸烟情况等依从性较差的患者，在焦虑、抑郁、偏执、人际关系敏感以及生活不适等方面的评分结果，均大于依从性良好的患者。另一份有关糖尿病患者心理问题的研究显示[105]，一味改变生活习惯让患者对药物治疗存在心理抵触情绪导致用药依从性差，是糖尿病患者患抑郁和其他共病的危险因素之一。对于慢性疾病患者，依从性差会导致患者治疗时间延长，治疗效果不理想，从而让患者产生焦虑心理，甚至对疾病的治疗丧失信心。

3.1.2 治疗效果不显著，治疗效率低下

（1）治疗效果不显著

疗效不显著可分为以下三种情况：1. 疾病尚无有效疗法。如 AD，目前尚无能有效逆转 AD 的药物获批，针对 AD 痴呆伴发的精神行为症状，亦缺乏特异性药物干预方法[106，107]。2. 现有疗法有效，但疗效欠佳。如 ASD 患者有 70% 以上患器质性、精神性、神经发育性等疾病[108]，虽然通过目前的早期诊断和综合干预能够改善部分 ASD 患者的社会功能，但患者成年后的预后从无语言功能到能够独立生活差异巨大，缺少增加疗效、预后确定性的诊疗方案[109]。3. 现有疗法有效，规范疗效尚可，但治疗方案复杂导致规范治疗难以实施。如遮盖治疗已被证实可以改善弱视患者的视力，但是在实际操作中，由于患者配合度低，存在遮盖方法不正确、遮盖时长不足等情况，导致残余弱视、弱视反复等发生。

目前，慢性疾病如肿瘤、免疫系统疾病、脑血管和骨科疾病后遗症让患者和家人承受了巨大的心理压力和经济压力。此类疾病难以根治，患者与疾病长期共存，而长期的药物维持治疗和康复治疗需要患者、家庭和全社会的配合，才能支持患者在延长寿命的同时恢复一定的社会功能，其治疗效果一般不理想。

（2）治疗效率低

首先，部分疾病临床表现差异较大，治疗方案复杂，医生需要根据患者特点定制综合的个性化治疗方案。例如，ASD 患者表现为社会交往障碍、交流障碍、兴趣狭窄及刻板重复行为，约 30% ～ 50% 患儿存在智力发育障碍，约 1/3 ～ 1/4 患儿存在癫痫 [110]。医生需个体化调整治疗方案。个体化的治疗会带来更好的疗效，团队治疗可以提高效率但受到疾病共性的限制，疾病的共性与个性具有多样性，诊疗效率的提升受到限制。

其次，专业医疗人员、机构、设备相对匮乏，无法满足复杂、个性化的治疗需求，限制了诊疗效率，这一问题在物理治疗和心理治疗领域尤为突出。以 ASD 中的沙盘治疗为例 [111]，患者需进行每次 1 小时，每周 6 次的治疗，以每周 40 小时的工作时间计算，1 位医生每周仅能覆盖 6.67 名患者的治疗，时间成本高，治疗效率低，医疗资源使用效率差。随着经济的发展，各类慢性疾病和心理疾病的患者数量会大幅增加，医疗服务的需求也会多元化，分级诊疗需要更多经验丰富的医务人员，医疗服务的专业性需要大量的社会投入，经济投入不平衡、不充分，也会限制医疗服务的质量和效率。

3.1.3 治疗的经济、社会负担较重

首先，治疗周期长。例如，高血压需要长期持续的药物治疗 [112]，常见高血压服药频率为一天 1—3 次，症状严重者甚至需要同时服用几种药物 [113]。高血压药物本身费用并不高，根据 2021 年《集采、医保谈判药品销售价格公示》[114]，降压药马来酸依那普利片一盒（10 mg × 16 片）为 8.93 元，按照服药要求计算

（一天 10 mg—30 mg），人均日费用不超过 2 元。但由于高血压病程长且易出现并发症导致该疾病累计医疗费用支出增多。近年来国家集中采购药品政策的实行，大大降低了高血压患者的经济负担，但由于高血压患者人群数量庞大，每年用于高血压患者的直接治疗费用依旧远高于 318 亿元人民币[115]。目前，社会压力大和生活习惯差是高血压患者年轻化的主要原因，其治疗更加复杂，患病的年轻化和公民的寿命增加导致患者治疗周期更长。

其次，治疗费用高。以 AD 为例，全球年均治疗、护理 AD 患者的费用超过 6000 亿美元[116]。另有相关研究显示，在全球范围内，AD 患者年均医疗费用约为非 AD 患者的 3.3 倍[117, 118]。在我国，AD 患者每年疾病经济负担是全国城镇居民每年人均可支配收入的 2 倍[119]，考虑到实际情况（包括患者的支付能力和社保机构的补充比例），患者家庭支付费用是人均可支配收入的 46%；药费是直接治疗费用中的主要部分，占比超过 50%[120]。新材料、新药品、新技术的进步，给多种疾病带来了希望和部分好的疗效，这给患者争取了更长的治疗周期，但普遍价格高昂。对于部分晚期肿瘤和罕见病来说，新药、新材料是生命延续的希望，但同时也让患者和家庭承担了更大的经济负担。高血压等慢性病的治疗存在耐药和副作用的现象，这需要患者更改治疗方案，除了需要更改药物还需要联合用药，这也会大幅增加患者的经济负担。

图表 15　AD 与非 AD 患者年均医疗费用对比（单位：亿美元）

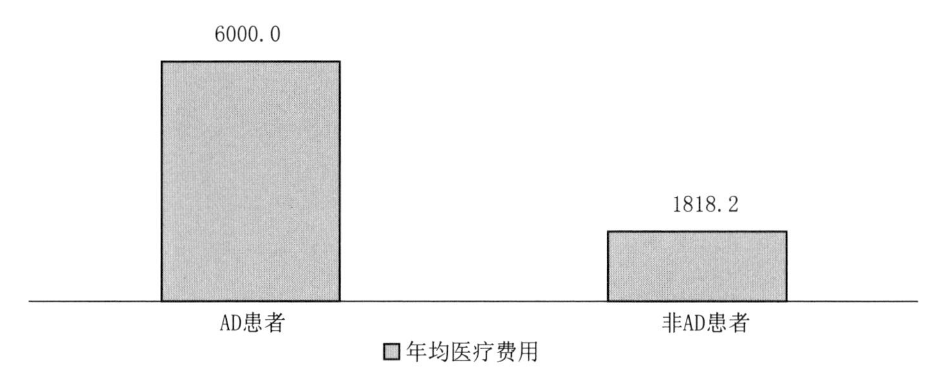

最后，陪护负担大。在疾病治疗持续增加家庭支出的基础上，家庭成员或雇用护工照顾慢性疾病患者可能影响患者家庭收入，进一步加剧家庭经济负担。《中国孤独症家长需求调查问卷》数据显示，52.4% 的 ASD 患儿家庭中有一位家长放弃工作陪伴孩子成长，受访者中 47% 的家庭为低收入家庭，55.8% 的家庭接受不了患者的康复治疗费用。陪护负担重会导致家庭承受能力降低，直接影响到患者治疗方案的选择，从而影响患者的预后，形成恶性循环。

图表 16　孤独症谱系障碍家庭对康复费用的接受情况

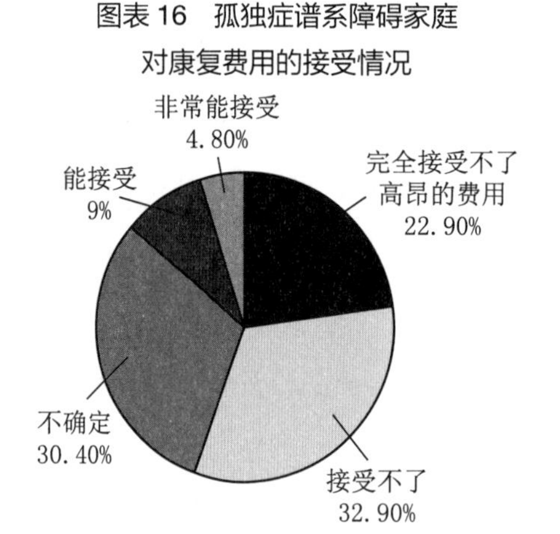

住院患者的陪护一直是困扰医院和社会的难题。随着人工智能技术的不断发展，人们对高质量护理服务需求的增加及突发公共卫生事件的影响，我国医院既往执行的传统陪护管理模式弊端逐渐显露，无陪护管理作为一种新型模式可以弥补传统陪护管理模式的不足之处[121]。

3.2　游戏化数字医疗满足不同医疗需求的方法

想要破解传统诊疗手段依从性差、治疗效果不显著以及经济负担重的三大问题，需引入新思路、新技术进行模式创新，游戏化数字医疗提供了这样的可能[122，123]。

心理学专家认为，游戏化数字医疗将在疾病治疗及预防阶段发挥重要作用。首先，由于常规药物治疗疗效差强人意及药物不良反应显著，社会各方正在寻找常规药物治疗的可替代方式。此时，电子药物产品（即游戏化数字医疗）依托于网络技术得以发展，以游戏与互动为主，逐渐进入大众视野。游戏化数字医疗可以引入最新的软硬件技术，具有操作简便、互动性强等优势，有利于创造适合特殊患者的全新应用场景。目前已经应用于多动障碍、儿童弱视、阿尔兹海默症、康复促进等相关领域的研究当中[124]。其次，互联网、人工智能等快速发展，智能软件和可穿戴设备的广泛普及，医疗大数据的深度应用，使得患者容易获得更便宜、更有同理心的治疗支持，这对于治疗非常重要。同时，游戏化数字医疗融合游戏产品心理学设计理念和表现形式促进依从性，给患者带来前所未有的“用药体验”[125]。

在实际临床治疗过程中，治疗意见不仅是药物与症状的博弈，更包括治疗过程中患者如何看待与认同治疗，这决定其是否遵循医嘱，践行健康行为及生活方式。而游戏化数字医疗通常为医生和患者共同参与，对于医护介入方式、周期和资质都有具体要求；其次，数字医疗产品以循证医学为来源，软件作为疾病干预主体发挥作用，科学引导患者正确认识疾病和治疗，充分发挥游戏化数字医疗的优势作用，实现在发挥“游戏化”优势的同时将“疗效”落实到位[126]。最后，从防未病角度来看，游戏化数字医疗在疾病预防阶段中能发挥更好的作用。可以说游戏化数字医疗是多元化的发展路径。其核心优势在于通过游戏化的手段去解决医疗依从性，去解决实际问题，其实是在为医疗行业提供增量价值[127]。

在游戏化数字医疗治疗路径方面，眼科学专家认为，游戏化数字医疗通过让患者产生感官感受（例如：视觉、听觉、触觉），从而改变心理认知或精神状态，进一步改变行为，最终影响到生理功能状态，形成游戏化数字医疗诊疗路径。由于社会大众对游戏仍然存在固有的偏见，改变心理认知或精神状态是目前游戏化数字医疗面临的最大挑战。尽管有许多困难需要克服，但游戏化数字医疗仍有良好的发展前景[128]。医疗领域在不断探索数字化治疗路径中的科学理论依据，已有大量社会学研究对相关的理论进行阐述。随着相关研究的不断深入，游戏化数字医疗治疗路径中的原理及机制将会更加明晰和细化。

图表 17　游戏化数字医疗治疗路径

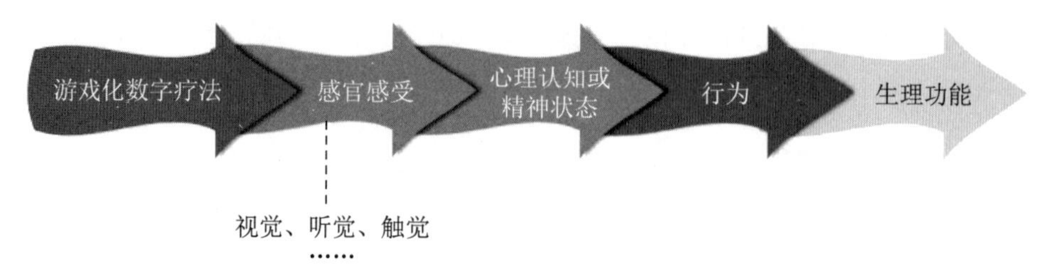

3.2.1 提高治疗依从性，助力患者康复

（1）促使患者由“被动治疗”向“主动治疗”转变

如何提升患者治疗的主动性、依从性，一直是令临床工作者感到困扰的问题。用游戏化的手段来填补传统治疗在某一部分的空缺，从而实现辅助治疗，人们得到的不仅仅是生理上的救治，也拓展到了精神上的愉悦[129]。即游戏化数字医疗融入了游戏化机制内化动机的优势，针对不同类型疾病诊疗方案的特点、结合适宜的游戏类型和元素，在诊疗过程中不断强调治疗目标、给予明确反馈、依据患者表现动态调整方案，进而满足患者的心理需求，使其外在动机逐渐转变为自主导向的内在动机。使患者从应对要求、回避社交、封闭自我等消极的“被动治疗”方式[130]，转变为自主选择、渴望治疗等积极的“主动治疗”方式参与诊疗过程，进而实现依从性的提高。

图表 18　游戏化数字医疗解决传统治疗方式依从性低的问题

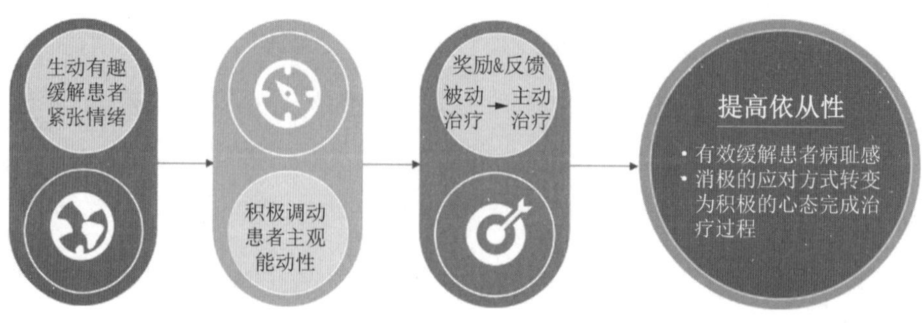

（2）减少药物不良反应问题

① 游戏化数字医疗减少药物不良反应的发生。最常见的药物不良反应是A类不良反应，常与剂量相关，停药或减量后不良反应症状很快减轻或消失。游戏化数字医疗能够精准记录个体诊疗数据，赋能医生精准化、个体化调整患者药物剂量，并督促患者合理用药，减少A类不良反应发生率。

② 游戏化数字医疗替代部分药物治疗。游戏化数字医疗不良反应较少，有明确界定范围的疾病种类或症状，有明确的禁忌症和临床目标。因此若临床研究中数字医疗产品与传统药物治疗等效，则可以部分替代药物治疗以规避不良反应，为患者提供更安全、有效和便捷的治疗方案。

图表 19　游戏化数字医疗解决药物不良反应的方式

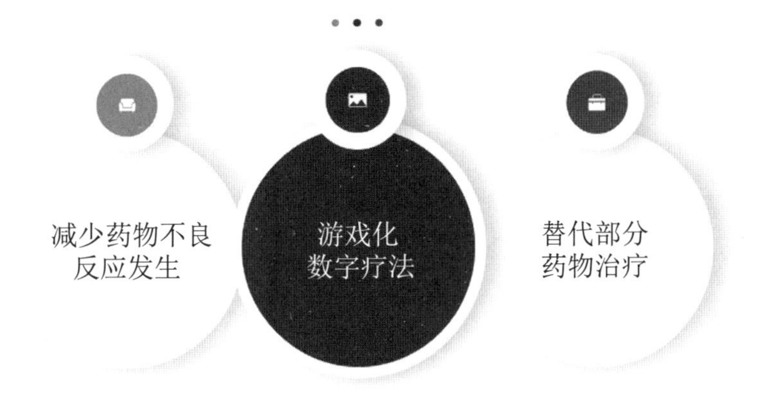

3.2.2 提高治疗效果及临床诊疗效率

（1）提升疾病治疗效果

游戏化数字医疗以其参与感、趣味性和良好的个体适应性等特点，有效改善患者依从性差，可全面收集完整诊疗过程中的病情变化及训练表现，为医生调整治疗方案提供充足的信息资源和参考依据，进一步提升治疗依从性，形成良性

图表 20　游戏化数字医疗提升完整治疗方案有效性

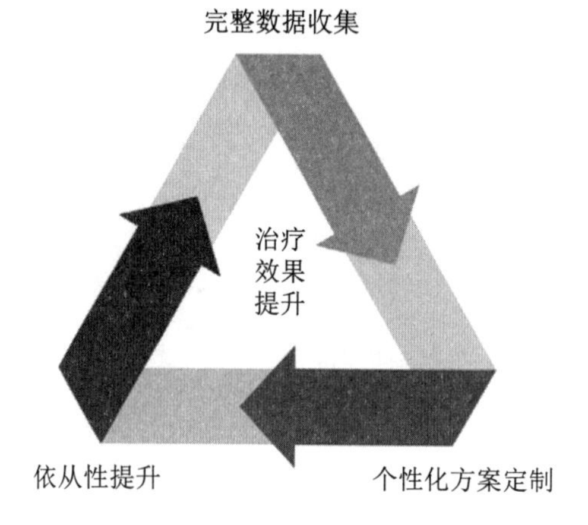

循环。从而实现患者数据反馈和医生治疗方案调整的交互性。游戏化数字医疗可通过将医学知识合理设置融入在游戏中的方式，有效干预、治疗，且灵活性更高[131]。

（2）提升医疗机构诊疗效率

游戏化数字医疗利用信息化优势，通过线上线下相结合等更多元的方式，医生可以跟踪患者病情变化和自我管理的依从性，与患者更直接地互动。同时基于医学原理和数据分析模型，可以提供辅助诊断功能，并提醒医生对高风险患者及时主动干预[132]。有助于释放医务人员在常态、繁琐、重复性工作中的时间和精力，帮助医务人员从海量数据中总结临床经验、挖掘共性问题，助力医疗教学和科研成果产出。医务人员能够将精力集中在诊疗决策中，提高单位时间内可接诊患者数量，提升诊疗效率。此外，基于数字医疗标准化、规范化的诊疗流程能够推广到更多的医疗机构，让更多医生触及新治疗手段，提升医疗机构诊疗效率。

儿科学专家表示，儿童使用游戏化数字医疗产生临床价值的核心在于：一方面，填补临床治疗手段空白；另一方面，从我国或全球发展来讲，游戏化数字医疗可以节约大量成本，显著提高诊疗效率。具体来看，利用游戏化数字医疗产品，治疗师可以服务更多患者，以语言治疗 / 自闭症治疗为例，一位治疗师利用传统方式，每月大概能服务一百人次；利用数字治疗方式，同场景可服务千人甚至更多。

图表 21　游戏化数字医疗提升诊疗效率

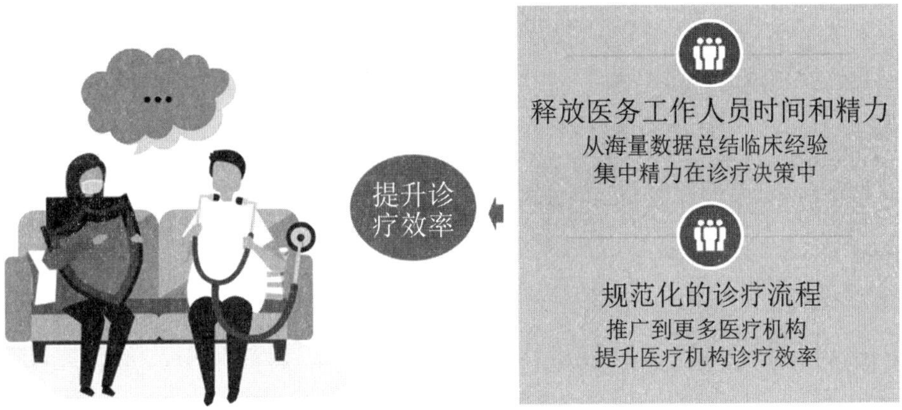

提升诊疗效率

释放医务工作人员时间和精力
从海量数据总结临床经验
集中精力在诊疗决策中

规范化的诊疗流程
推广到更多医疗机构
提升医疗机构诊疗效率

3.2.3 减轻诊疗过程中经济社会负担

相对于传统治疗方式，游戏化数字医疗使得治疗场景不再限定在医疗机构内，给予患者在不同时间和空间进行训练的可能性，有效降低家庭成员的看护或陪护时间，释放照顾病患精力。同时，游戏化数字医疗的载体可能只是一部平板电脑，患者及家庭成员不用再来回奔波于专业机构之间，治疗费用也显著

图表 22　传统治疗方式造成家庭及社会成本高

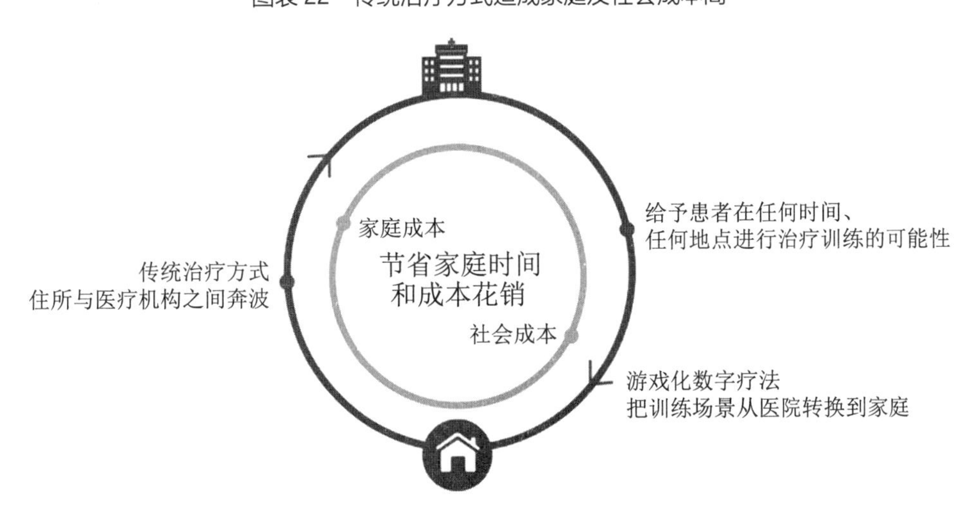

下降，均有助于家庭生活朝着正常化迈进。

眼科学专家表示，以眼科为例，游戏化数字医疗可以把患者生活中碎片时间充分利用起来，把患者原有可能浪费在玩其他无利甚至有害游戏的时间，转化为治疗时间，使得时间花费变得更有价值；不仅如此，游戏化数字医疗能够显著节省患者往返医院的时间和精力，成本优势非常显著。

眼睛是心灵的窗户。为更好地理解游戏化数字医疗在未来发展中能够解决的临床疗效不满意、治疗依从性较低以及社会经济成本较高等问题，下文以儿童斜弱视治疗为例分析游戏化数字医疗的积极作用。斜视、弱视，均为儿童眼科常见疾病，是导致儿童视觉障碍的主要原因，对儿童生活、学习造成困扰，甚至影响工作。目前我国大部分医生对儿童斜弱视主要采取遮盖治疗的传统治疗方式，但是作为一种需要在发病早期介入的功能性疾病，依从性是令医生和家长最为烦恼的问题[133]。近年来，对于儿童斜弱视治疗技术的不断进步，以游戏化数字医疗为代表的新型治疗手段的出现，很好地弥补了传统治疗方法的不足，同时改善治疗依从性。

在疗效及依从性方面，使用已上市的游戏化数字医疗产品（双眼视觉治疗）

图表 23　在儿童斜弱视疾病治疗中，游戏化数字医疗（双眼视觉治疗）对比传统金标准疗法（遮盖治疗）的临床疗效和依从性对比[134]

指　标	标准治疗方法	游戏化数字医疗
治疗前后弱视眼 BCVA 的改善	0.23 ± 0.14 logMAR ($p < 0.0001$)	0.28 ± 0.13 logMAR ($p < 0.0001$)
治疗前后立体视力改善	0.40 log-arcseconds ($p < 0.0001$)	0.40 log-arcseconds ($p < 0.0001$)
治疗前后双眼 BCVA 的改善	0.09 logMAR ($p < 0.0001$)	0.13 logMAR ($p < 0.0001$)
治疗依从性	83%	91%

注：BCVA- 最佳矫正视力（Best Corrected Visual Acuity）

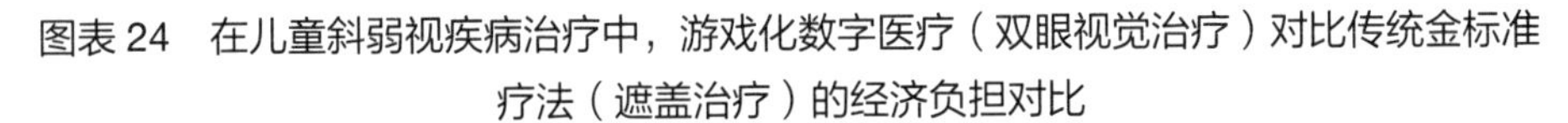
图表 24　在儿童斜弱视疾病治疗中，游戏化数字医疗（双眼视觉治疗）对比传统金标准疗法（遮盖治疗）的经济负担对比

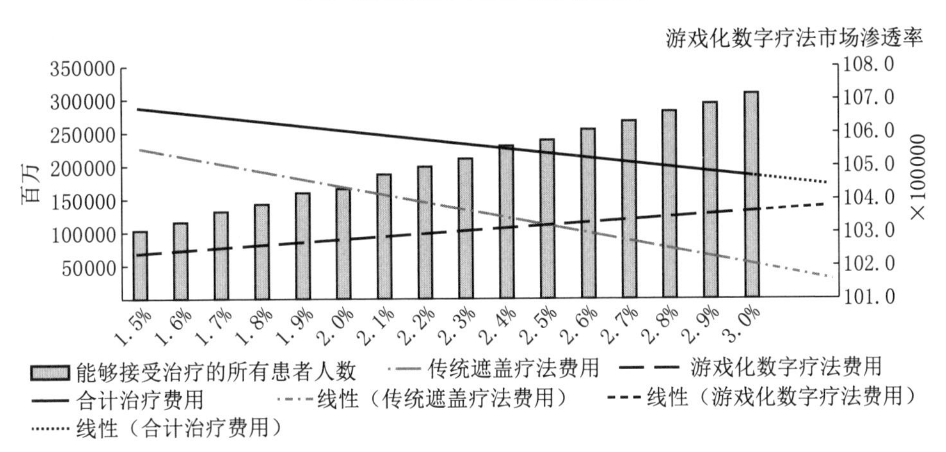

与传统金标准疗法（遮盖治疗）随机对照临床试验的数据作为参考依据；在社会成本方面，采用 2022 年中国人均 GDP、全国平均交通费用、平均诊疗费用、标准疗法治疗周期，来粗略测算游戏化数字医疗对患者疗效提升、依从性提高，以及家庭和社会成本方面的助力。随着游戏化数字医疗渗透率增加，治疗人数增加，患者及家庭支出减少，游戏化数字医疗让更多患者花费更少成本，并获得与金标准疗法相同疗效的愿景成为可能。

第四章 游戏化数字医疗的应用

我们根据公开资料，对于2019年至2023年间，国内近百家企业的数字医疗产品（已获证）涉及的疾病方向进行了整理。由于我们研究方式和认知水平的局限，本分类及数量统计不一定十分合理，如有不完善处，欢迎读者批评指正。

图表25　2019—2023年间数字医疗产品获批适应症方向

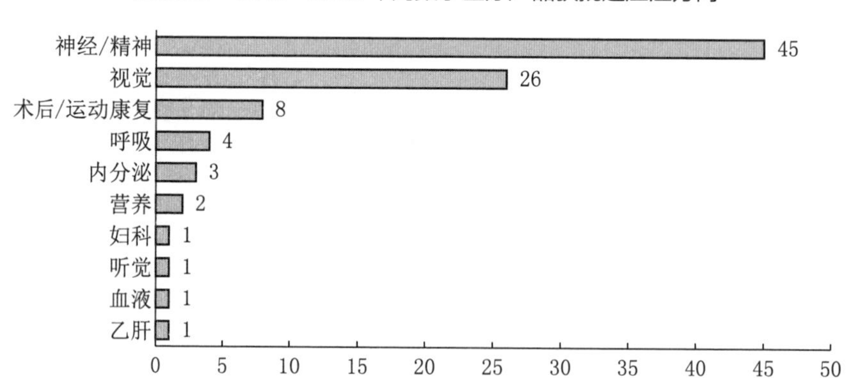

基于现有诊疗体系尚未解决的临床问题，游戏化数字医疗结合具体疾病特征，利用游戏化机制增加患者依从性，作为传统疗法的补充，提升治疗效果。本章节将从不同视角（患者、家庭、临床医生）详细介绍游戏化数字医疗

在视觉系统疾病、认知障碍疾病、慢性疾病以及其他领域如运动康复中的应用情况。

4.1 视觉系统疾病——斜弱视

眼视光学科主要涵盖屈光不正（远视、近视、散光）、斜视 / 弱视、老花眼 / 白内障、视网膜病变、眼部疲劳 / 干眼症等疾病。据世界卫生组织（World Health Organization，WHO）于 2020 年发布的《世界视觉报告》统计，全球至少有 22 亿人患有视力障碍[135]；在我国，近 5 年流行病学研究显示，弱视整体患病率为 0.82% ～ 9.60%，斜视患病率约 0.18% ～ 5.56%[136]，由此可见，该类疾病具有庞大的患者人群。基于中国儿童斜弱视高发、低龄化的真实趋势，明确发病机制，给予对症治疗极为重要。治疗儿童斜弱视的传统疗法存在一定局限，寻求新型治疗方式对进一步改善儿童视觉功能至关重要。

游戏化数字医疗在眼视光经典诊疗原理的基础上，根据患者疾病特征开展个体化治疗，提升医疗机构诊疗效能。下面，我们将以斜弱视为例，解析游戏化数字医疗在该领域发挥的作用和优势。

4.1.1 斜弱视治疗原则及治疗过程中常见问题

视觉发育期内因异常的视觉经验引发单眼或双眼最佳矫正视力低于相应年龄的视力[137]，我们称之为弱视。《中国儿童弱视防治专家共识》定义的弱视为：①视觉发育期，由于单眼斜视、未矫正的屈光参差、未矫正的高度屈光不正、形觉剥夺引起的单眼或双眼最佳矫正视力（Best-Corrected Visual Acuity，BCVA）低于相应年龄的视力表现；②双眼视力相差两行及以上，其中视力较低眼称为弱视[138]。

一旦弱视确诊，应尽快治疗。弱视的治疗原则包括 3 方面：①寻找并消除形觉剥夺的原因；②矫正屈光不正；③单眼弱视者遮盖非弱视眼。双眼弱视者，若双眼视力无差别、眼位无偏斜，则无需遮盖。弱视治愈后有复发可能，因此，治愈后仍需随访观察 2～3 年。基于弱视的治疗原则，其传统治疗方案主要包括矫正屈光不正、遮盖疗法及压抑疗法[139]，这些方法都是通过抑制健侧眼的视物能力，强制使用弱视眼，最终达到解除健侧眼对弱视眼的抑制作用，提高弱视眼的视力。其中，遮盖治疗法是沿用最久的弱视治疗方法。但是，该治疗存在依从性差[140]、残余弱视、弱视复发等问题，并且遮盖带来的外观变化可能会对患儿造成心理负担[141]。因此，持续优化治疗方案势在必行。

图表 26　弱视传统疗法之遮盖法依从性较差

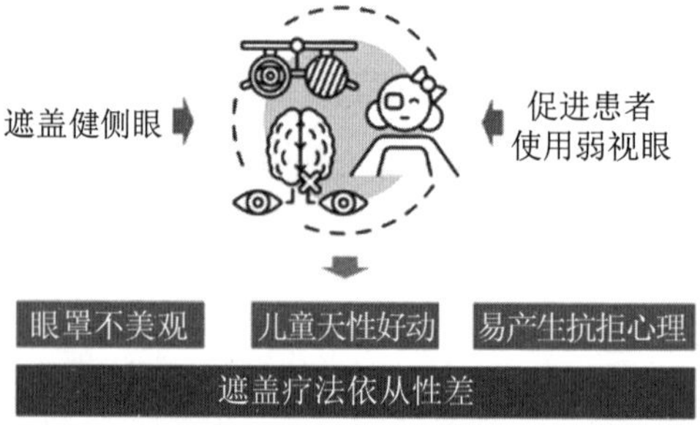

遮盖健侧眼
促进患者
使用弱视眼
眼罩不美观
儿童天性好动
易产生抗拒心理
遮盖疗法依从性差

斜视是指双眼眼位不正，最常见的类型有内斜视和外斜视[142]。主要表现为眼睛的协调和定位能力受损。

斜视治疗原则根据内 / 外斜视而有所区别：①所有类型的内斜视都应考虑治疗，早发现、早治疗，有利于斜视和潜在的弱视患者获得长期的视觉、运动和知觉改善；②所有类型的外斜视均应随访观察，尤其对于融合控制情况良好的间歇性外斜视幼儿可以暂时不手术而进行随访，仅部分外斜患者需要治疗。斜视的治疗方法包括矫正屈光状态、使用双焦点眼镜、治疗弱视、三棱镜治疗、遮盖疗法、集合不足外斜视的集合训练、眼外肌手术治疗、肉毒杆菌毒素注射治疗等。斜视儿童即使在初始治疗时获得良好眼位，也依然存在发生弱视、丧失双眼视功能和斜视复发等危险，所以建议定期随访[143]。

图表 27　斜视传统治疗常见方式

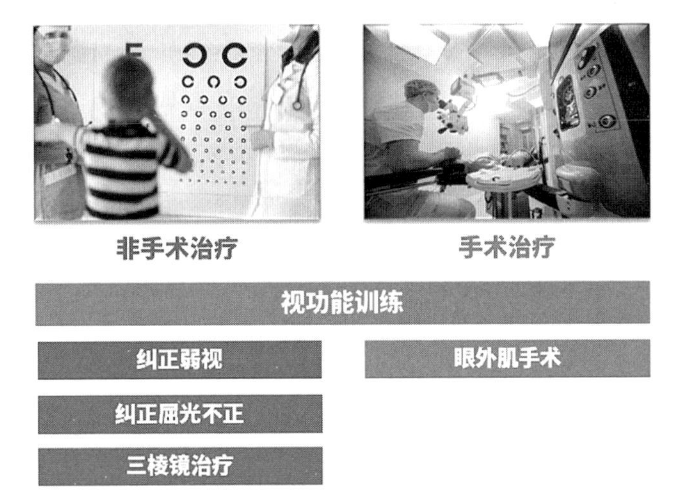

斜视与弱视存在密切联系，长期斜视往往会引发弱视。斜视和弱视多发生于儿童，患儿通常不存在眼部的器质性病变，且儿童的神经系统、肌肉等尚未发育完全，可塑性较强，因此，经常采取视觉功能训练作为儿童斜 / 弱视的有效治疗措施[144，145]。

4.1.2 斜弱视治疗中的视功能训练的应用

视功能训练是斜弱视治疗中的重要一环，其治疗原理是通过训练眼肌知觉和视神经运动融像使双眼保持正位，增强眼睛调节能力，提高患者视力水平[146]。视功能训练最早由法国著名的眼科医生 Louis Émile Javal 教授提出，最初用于斜视患者的非手术治疗，现在则被称为“视觉矫正”或“正眼位疗法”，该疗法是一种“零风险”的眼球训练方法，不直接作用于眼睛，而是通过训练眼肌知觉和视神经运动融像使双眼保持正位得到预期效果。

视功能训练虽隶属于运动训练，但准备活动的要求、训练方法、器材及形式等均有其自身的独特性。常用的视觉训练方法有脱抑制训练（常见双眼视力参差者）、调节功能训练（常见假性近视者）、集合功能训练（双眼集合功能不足者）、融合功能训练（双眼融合功能差者）、红光闪烁训练（常见弱视者）等[146]，通常根据视功能情况选择不同的训练方法：①根据眼睛视力情况，可分为近视训练、远视训练、散光训练、弱视训练、斜视训练；②针对三级视功能状况，可分为同视功能训练、融合散开功能训练、立体视功能训练；③结合眼部肌肉不同，可分为睫状肌训练、上下直肌训练、内外直肌训练、上下斜肌训练。

然而，传统视功能训练项目可使初级视皮层得到恢复并一定程度提升视力水平，但效果具有一定局限性，难以改善高级视觉功能，且治疗周期长，患者依从性偏低。多媒体视功能训练属于综合性的训练方法，以计算机游戏为载体，通过视觉刺激可实现治疗的目的，且训练内容多样化，具有趣味性，儿童接受度较高[147，148]。其中，增强现实（Augmented Reality，AR）和虚拟现实（Virtual Reality，VR）等先进技术使得视功能训练不再局限于传统治疗室等场地限制，为斜弱视患者提供了更为便捷、高效的治疗选择。

4.1.3 游戏化数字医疗在斜弱视治疗中的应用

依据第二章论述内容，本报告中我们把斜弱视归为功能性疾病，游戏化数字医疗在其中充当了递送载体和有效成分的作用。

数字治疗基于双眼治疗与视知觉学习理论和计算机视觉技术，将眼病治疗与计算机多媒体或计算机游戏相结合，根据儿童的心理特征，设计合理的知觉学习任务，通过各种生物刺激，逐步增强患儿的视觉信息储存、认知、加工、处理能力，并提高患儿眼、脑、手的协调水平，综合改善患儿的视觉功能。

2010 年，数字治疗以医疗软件形式进入中国医院的眼科系统，该治疗是由软件程序驱动，以循证医学为基础的干预方案，用以治疗、管理或预防疾病。与传统训练方法相比，数字治疗技术具有趣味性强、训练模式多样、治疗时间短等优势，同时，针对具体疾病该治疗具有坚实的医学原理和临床证据来验证其有效性和安全性。训练方法主要包括双眼分视训练、交互式双眼治疗、双眼推拉式训练、VR 虚拟现实头戴式显示器训练、多媒体训练系统治疗、功能训练软件治疗等。

《中国儿童斜弱视数字治疗现状白皮书》[149] 中调研结果显示，斜视治疗中，医生选择的视觉功能训练数字医疗产品占比为 30%；弱视治疗中，医生选择的视觉功能训练数字医疗产品占比为 34%。临床上，使用数字医疗产品进行治疗，患者依从性好，治疗效果满意，医生对产品认可度也较高，表明数字治疗在斜弱视领域临床应用中增加了临床治疗手段，优化了临床疗效，同步改善患者双眼视觉与单眼视力，提高了治疗便捷性与患者依从性。此外，数字治疗产品还有助于丰富医生对于不同情况下斜弱视的认识，打开了机制研究的视角，为临床科研提供更多真实世界的数据，有助于学术科研发展。

递送载体：游戏化数字医疗产品以手机、平板、VR 硬件等硬件设备为呈现方式，基于常规视功能训练方法，设计含有不同游戏分类和游戏元素的多媒体训练系统（如脑视功能训练软件），让患者在游戏氛围中积极配合治疗。游戏化数字医疗产品会根据患者斜弱视疾病进展程度，匹配不同训练模式，定制训练难度，减少患者脱落率，提升依从性。同时，游戏化数字医疗产品配有监测软件，辅助患者家属实时掌控患者训练阶段，保障患者治疗依从性。

有效成分：游戏化数字医疗产品融合斜弱视经典治疗原理（单眼视力提升、

图表 28　游戏化数字医疗治疗斜弱视理论基础

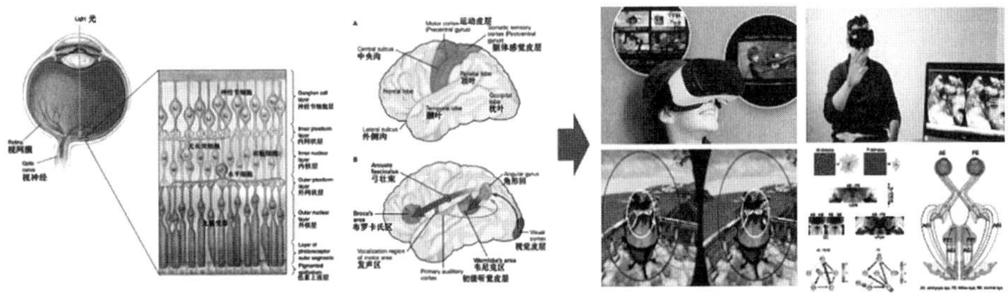

视觉皮层可塑

利用电子技术进行双眼弱视训练

双眼视觉训练和手眼脑协调），结合传统斜弱视治疗方式，如光学矫正、压抑疗法、光刺激疗法、双眼视功能训练等，给予双眼不同的训练模式，最终提升患者视力水平和完善视功能，达到治愈斜弱视的目标。

在斜弱视治疗过程中，最关键的两个因素是：训练方案有效且患儿依从，这需要患者、家庭及临床医生共同努力。游戏化数字医疗产品整合经循证医学验证的训练原理，基于游戏心理学选择合适的游戏类型及元素，利用新兴技术实现有效、有趣的治疗。为患者、家庭以及临床医生带来的益处体现在：

（1）**患者**：游戏化数字医疗整合了多项斜弱视治疗原理，能够同时实现视力提升和双眼视功能改善；结合益智 / 休闲、动作射击等游戏类型，以平板、手机、VR 头显等搭载平台，达成提升依从性的目的；在心理层面，排除了佩戴遮盖眼罩可能带来的“病耻感”，有助于患者进行正常的社交活动[150]。

（2）**家庭**：游戏化数字医疗提升了患儿依从性，让家长节省日常治疗督促的时间和精力；配备家长端，允许家长实时监测患儿训练进度，定期查看训练报告，了解患儿治疗情况；给予患儿在院外场景中治疗的可能，节省家长来回奔波的时间与精力。

（3）**临床医生**：游戏化数字医疗帮助临床医生更好掌握患者训练数据和表现，制订诊疗方案，提高治疗效果；为医生提供新型数据获取路径，研究数据差异化表现，不断探索新科研领域和方向。

4.1.4 治疗斜弱视的游戏化数字医疗产品介绍

截至 2023 年 12 月底，中国已有 26 款治疗斜弱视的数字医疗产品获批上市（第二类医疗器械证，下同），其中有 11 款为游戏化数字医疗产品。在报告正文中，我们选取重点产品进行解析。

图表 29　中国已上市的斜弱视重点游戏化数字医疗产品介绍（截至 2023 年 12 月）

序号	产品名称	主治功能	是否游戏化	游戏类型 / 游戏化元素	搭载平台	使用场景
1	视功能训练治疗软件（多宝视）	儿童轻、中度弱视及融合功能不足的治疗	是	益智 / 休闲 闯关任务、积分奖励、报告反馈等	手机、平板、PC、一体机、VR 头显	医院 / 专业机构、家庭
2	视功能训练治疗软件	儿童轻、中度弱视及融合功能不足的治疗	是	益智 / 休闲 以动画视频为主，部分功能含有闯关任务、积分奖励、即时反馈等	手机、平板	家庭
3	视功能训练治疗软件	3～12 岁儿童弱视（不包含形觉剥夺性弱视）、融合功能不足的辅助治疗和康复训练	是	益智 / 休闲 闯关任务、积分奖励、进度条等	手机、平板、PC	家庭
4	儿童弱视训练软件	儿童弱视	是	益智 / 休闲 闯关任务、积分奖励等	手机、平板	家庭
5	视觉训练系统（《快乐视界星球》）	儿童弱视治疗以及双眼视功能异常训练	是	动作—弹幕射击类 闯关任务、化身、积分、勋章、进度条、有意义的故事、队友、AI 即时反馈、报告反馈等	手机、平板	家庭
6	弱视斜视矫治系统	3～16 岁弱视以及斜视手术后患者双眼视功能缺失或低下的辅助治疗	是	益智 / 休闲 闯关任务、积分奖励等	—	医院 / 专业机构、家庭
7	视琦多媒体视功能训练系统	儿童和青少年的弱视、斜视及对融合功能不足引起的视觉疲劳的治疗作用	是	益智 / 休闲 闯关任务、积分奖励等	平板、PC	医院 / 专业机构、家庭

续表

序号	产品名称	主治功能	是否游戏化	游戏类型 / 游戏化元素	搭载平台	使用场景
8	视功能训练治疗软件（贝视优）	儿童轻、中度弱视及融合功能不足的辅助治疗	是	益智 / 休闲 闯关任务、积分奖励、报告反馈等	平板、PC	家庭
9	多功能弱视治疗软件系统	儿童弱视的辅助治疗和康复训练	是	益智 / 休闲 以动画视频为主，游戏化程度较低，含有积分奖励等游戏化元素	手机、平板、PC	家庭

视功能训练治疗软件（多宝视）

多宝视，是一款针对儿童青少年斜弱视治疗的视功能训练治疗软件。该系统是国家科技部创新基金支持项目，并在 2014 年通过科技部合格验收。该产品利用专业的训练系统，配合游戏化的展现形式，帮助患者实现趣味训练并恢复视功能的目标。

图表 30　视功能训练治疗软件（多宝视）产品界面

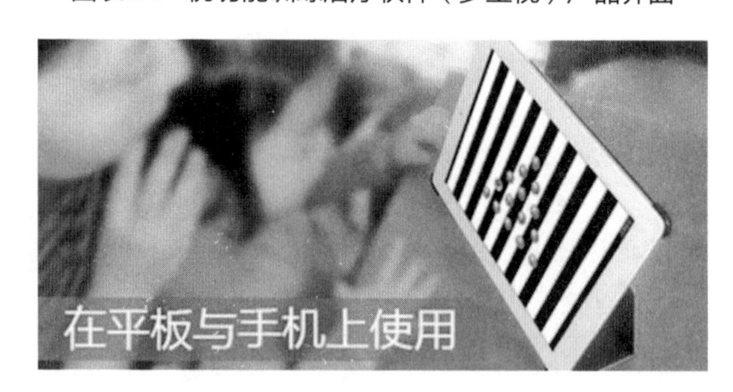

多宝视包含六大功能模块、八大训练类别，根据患者疾病状态选择不同训练模块和训练类别。软件涵盖精细刺激、Gabor、对比敏感度、信息提取、视觉技巧、双眼视功能等训练内容，以游戏化排行榜等激励方式鼓励患者积极对待治疗。多宝视结合病例数据中心的注视性质、年龄、屈光状态、是否有眼球震颤等因素，生成近 1000 种强刺激的多媒体生物刺激模式，搭配 172 个训练项目、216 种刺激模式和 1772 种训练模式，丰富了患者可选择的训练方案。

快乐视界星球 · 视觉训练系统

《快乐视界星球 · 视觉训练系统》，是一款针对儿童斜弱视训练的游戏化数字医疗产品，旨在切实有效地解决小朋友弱视治疗的过程中，存在的依从性、有效性等问题，并积极探索如何量化弱视训练过程中的刺激强度和刺激量，以保证最终的训练效果。

图表 31　快乐视界星球 · 视觉训练系统界面

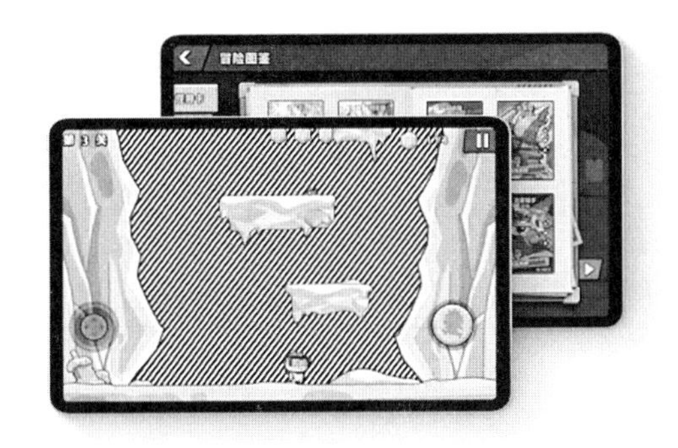

训练端

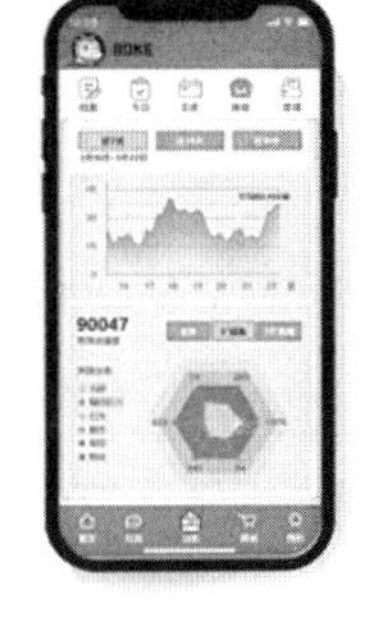

家长端

与其他益智 / 休闲类游戏化弱视训练软件相比，快乐视界星球的一大特色是用一体化替代了模块化的产品设计思路，整合了弱视治疗三大原理，即单眼视力提升、双眼视觉训练和手眼脑协调，在增强患者训练过程中的整体感和体验感的同时保障训练有效性。产品训练过程巧妙结合国际认证的视觉训练方式，其中，光栅刺激、红光刺激、精细目力训练、特效刺激等可有效提升弱视眼视力；快速变化的动态特效可训练眼调节力；红蓝眼镜的分视原理可帮助患者双眼同时注视画面逐步建立同时视功能；滤光原理让患者在同时注视时双眼看到的不同影像在大脑中重叠，训练融合视觉和立体视觉功能；训练时，患者根据大脑获取的信息形成认知，对眼睛和身体进行控制，同步锻炼患者眼球追踪能力、眼球运动能力和手眼脑协调能力。

这是一款采用 unity 制作的弹幕射击类训练软件，将游戏心理学和游戏技术融入其中是该产品的另一特色，以此保障患儿高的依从性。游戏心理学的设计体现在，患儿在训练过程中，会化身为一只小恐龙“左左”，在五种不同特色主题的场景中，拾取各色神奇的道具和他的好朋友“杰洛斯”一起打败敌人，每次的小通关都会有宝箱奖励，这是金牌儿童剧作家为小朋友们量身打造的神奇冒险故事，让患儿的训练旅途充满奇幻童趣色彩。游戏技术的设计体现在 AI 技术的使用，其中，原创 Real time AI 视觉引擎技术采用 AI 算法精准定位瞳孔中心坐标，实现以秒为单位反馈训练过程，及时对患儿的训练姿势及专注程度进行识别（有效率高达 98%）；同时，AI 监测结合智能语音提示技术可自动识别和纠正患儿的错误操作与坐姿，然后通过语音提示及时纠正，帮助患儿更好地进行游戏化训练。除此之外，快乐视界星球会根据患儿的视力状况、年龄等因素，自动调整训练难度和内容，以确保每个孩子都能够得到最适合自己的训练方案。

弱视斜视矫治系统（视欣 4D）

4D 数字化斜弱视视功能矫治系统，用于 3—16 岁弱视以及斜视手术后患者双眼视功能缺失或低下的辅助治疗。其根据神经心理学视觉注意认知理论和神

图表 32　弱视斜视矫治系统训练界面展示

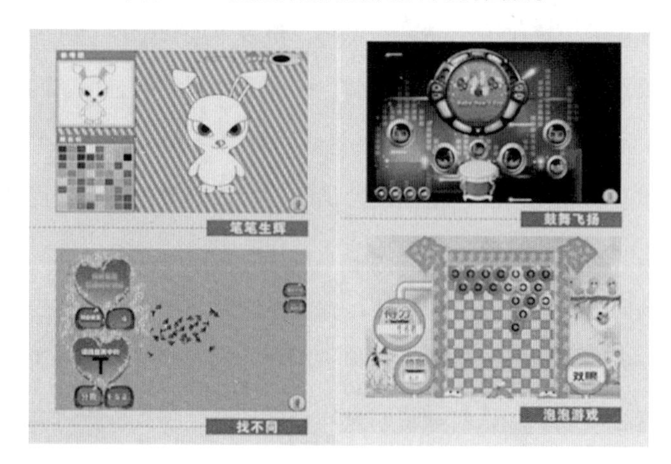

经生物学突触可塑性变化机制的原理进行开发，应用 3D 多维数字化新媒体技术研制而成。

视欣 4D 视功能训练采用五大技术：双眼视觉定量训练技术、VR 虚拟现实技术、眼球追踪技术、即时通讯互动技术、大数据分析及处理技术，针对不同的年龄段、不同类型斜弱视设计多种形式的训练，阈值定量，实现个性化训练。视欣 4D 利用丰富的立体画面、多维的知觉刺激，以及趣味性的游戏设置，为患者提供有趣的治疗方案，有效重建斜视的三级视功能，提高弱视治愈率。

Luminopia One 系统

美国一公司研发的 Luminopia One 治疗系统，是用于纠正 4—7 岁儿童弱视的数字医疗产品。该游戏化数字医疗产品以 VR 硬件设备为递送载体，以经过剪辑的影视作品作为有效成分，通过双眼视觉治疗模式，改善患者视功能状态。Luminopia One 基于多项良好的临床试验结果，获得美国食品药品监督管理局（Food and Drug Administration，FDA）批准上市。该软件已储备超过 700 小时的视频内容，可满足大部分患儿对动画作品的观看需求。虽然该公司的临床文章曾报道，经过 12 周治疗后，Luminopia One 治疗组弱视眼最佳矫正视力提

图表 33　Luminopia One 系统产品界面

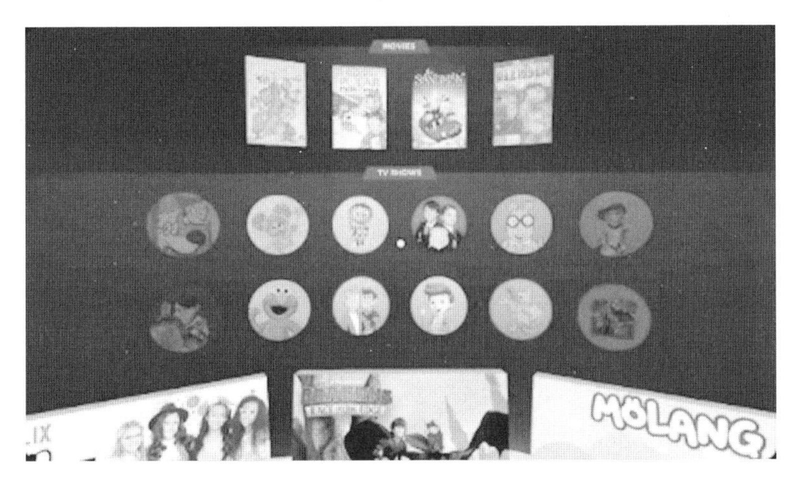

升 1.81 行显著优于戴镜矫正组提升 0.85 行，但是，在美国小儿眼科协会的临床试验中，Luminopia One 治疗组并未显示出比标准遮盖治疗更好的视力提升；此外，该治疗模式仍属于被动治疗，视频内容不足以吸引患儿兴趣时，患儿注意力不集中弱视眼接受的视觉刺激不够，从而导致针对这部分患者的疗效有限。

CureSight 弱视治疗系统

CureSight 弱视治疗系统，是使用眼球追踪设备提升弱视视力的数字医疗产品。该产品配备一副红蓝色的治疗眼镜，依靠算法和眼球追踪技术，健侧眼注视点的展示图像进行模糊处理，鼓励患者大脑从弱视眼捕捉完整的图像细节，学会与健侧眼协同工作。CureSight 系统已获 FDA 批准，与标准眼罩遮盖法相比，CureSight 系统疗效相当。相关临床试验结果显示，经过 16 周治疗，CureSight 组弱视眼 BCVA 改善与遮盖组相当（0.28 ± 0.13 logMAR VS 0.23 ± 0.14 logMAR，$p>0.05$），试验组治疗依从性远远高于对照组（91% VS 83%）。并且，CureSight 弱视治疗系统已获得美国医学协会（American Medical Association，AMA）授予的三个 CPT 代码，是唯一一款获得 AMA 医疗保险覆盖的治疗弱视的数字医疗产品。

图表 34　CureSight 弱视治疗系统产品界面

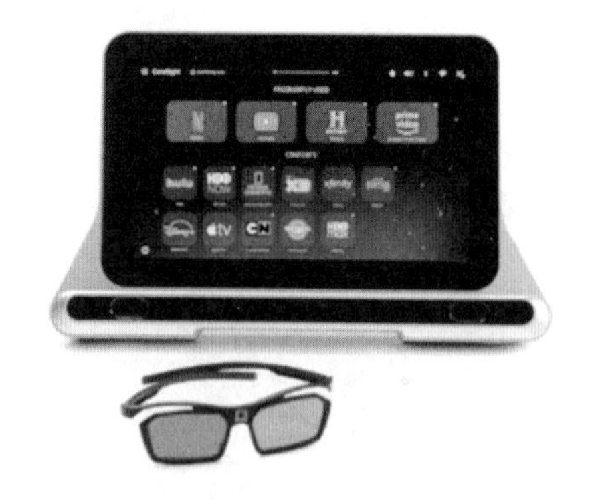

总之，游戏化数字医疗在眼健康领域的应用中拥有巨大潜力，以高质量软件为核心，辅以必要的便携式硬件设备，或能为维护眼健康提供新方法和新思路[151]。

4.2　精神 / 神经系统疾病——认知障碍

进入 21 世纪，随着“AI+”人工智能技术的普及与深入发展，游戏化数字医疗在认知神经科学和数字技术领域尤其认知障碍疾病的评估、诊断、预防和管理等各个环节都得到了越来越广泛的应用。康复领域专家表示，基于患者疾病状态，游戏化数字医疗在认知障碍非药物治疗方面具有良好的早期干预和治疗效果。

4.2.1 认知障碍相关疾病及其危害

认知障碍是一组由不同病因引起的持续性认知功能损害为核心症状的综合征，表现为认知域中的一个或多个方面受到损害，如感知觉、记忆力下降，定向力减退，注意力下降，逻辑推理和执行功能受损，语言功能、情感和社会功能下降，可导致患者日常生活能力减退，工作能力下降，行为异常。

常见认知障碍疾病有：阿尔茨海默病（Alzheimer's disease，AD）、注意缺陷多动障碍（Attention deficit and hyperactivity disorder，ADHD）、孤独症谱系障碍（Autism Spectrum Disorder，ASD）等疾病，涉及青少年儿童、青年、中老年等多个年龄阶段。

（1）阿尔茨海默病（AD）：AD 是一类中枢神经系统退行性病变，常见表现为进行性认知功能障碍和行为损害，如记忆障碍、语言及运用功能障碍（失语 / 失用 / 失认）、视空间功能障碍、思维能力和计算力受损、人格和行为异常等。AD 根据认知功能下降程度可分为痴呆前阶段和痴呆阶段，痴呆前阶段又根据严重程度分为轻度认知功能障碍发生前期和轻度认知功能障碍期，轻度认知功能障碍发生前期一般表现为没有任何认知障碍，或仅为极轻微记忆力减退症状，神经心理学检查正常。轻度认知功能障碍期一般表现为记忆力轻度受损，学习新知识能力下降，其他认知域轻度受损，如注意和执行功能、语言和视空间功能受损，神经心理学检查有减退，不影响日常生活。痴呆阶段表现为认知功能损害、日常生活能力下降，根据其严重程度又分为轻、中、重三期：轻度痴呆表现为记忆障碍，如遗忘常用物品，后续遗忘久远的事情和人物。部分患者表现为视空间障碍，如不能自行回家。中度痴呆者对新知识新技能的学习能力下降，社会接触能力减退，逻辑分析能力下降，行为和精神状态明显异常。重度痴呆患者除上述各项症状逐渐加重外，还可出现情感障碍、言语功能和与外界接触能力丧失[152]。《阿尔茨海默病患者需求洞察报告》显示[153]，国内阿尔茨海默病患者占阿尔茨海默病总人数的比率60岁以下占21.3%，60至79岁占比高达62.1%，阿尔茨海默病患者达983万[154]。AD是痴呆最常见的病因，60%～70%的痴呆来源于AD，是老年人丧失日常生活能力的重要因素[155]。

（2）**注意缺陷多动障碍（ADHD）**：ADHD好发于儿童时期，表现为与年龄、发育水平不相称的注意力不集中、不分场合的活动过度、冲动，显著影响其生活、学习、社会和家庭功能[156]。常见于学龄期，70%症状可持续至青春期，30%～50%成年期仍可继续，常伴有学习障碍、对立违抗障碍、情绪障碍、适应障碍等，对学习、工作和社会生活各个方面产生消极影响[157]。ADHD在全球的患病率为3%～7%[158]，我国儿童青少年ADHD的患病率为4.2%～6.5%[159]，患儿约2300万人。但ADHD患儿就诊率因识别率不高确诊者不足10%[160]。

（3）**孤独症谱系障碍（ASD）**：ASD是一类以社交沟通能力障碍、互动能力受损以及重复刻板行为特点为主的神经发育障碍疾病[161]，3/4患者伴精神发育迟滞，为社会和家庭带来沉重负担，给生活各个方面带来重大影响[162]。Sun等[163]研究发现，我国儿童ASD患病率为1%，曹春红等对西安市城区调查显示，3～6岁儿童的患病率为7.32‰[164]。呈逐年增长趋势[165]，目前在我国儿童精神残疾类别中居首位[166]。

认知障碍类疾病具有对患者危害重、管理周期长、确诊后干预措施多等特点[167]，当前药物治疗效果有限。数字疗法（digital therapeutics，DTx）是一种基于循证的以软件为载体的利用数字和在线健康技术治疗生理及心理疾病的干预措施，以智能手机应用程序、网络技术、行为科学和远程医疗平台及可穿戴设备为技术基础，以数字技术解决健康难题，可用于实时动态监测患者生理指标变化和社会活动状态，能及时对患者不良状况进行检测和干预，达到预防、管理和治疗目的[168]。认知数字医疗专家共识认为，数字医疗作为一种新型非药物治疗或辅助措施，可以从大数据和人工智能角度为认知障碍的诊断、预防、治疗和管理提供有效补充[169]。

4.2.2 认知障碍疾病治疗中的非药物治疗及游戏化的应用

认知障碍疾病根据病情严重程度采用不同的治疗方案，患者认知功能受损，不同疾病主要表现各异，如记忆力减退（AD）、注意力缺陷（ADHD）、沟通障碍（ASD）等。认知障碍症状轻微时可给予非药物治疗。长期非药物治疗可以改善患者认知功能[170]，所以这些疾病常采用认知训练、体育锻炼、心理干预等非药物治疗措施。当采用游戏与虚拟现实技术相结合的认知训练时，可有效改善患者注意和记忆障碍、信息加工和执行能力等认知域的改变。研究表明，对于卒中后认知障碍的康复，增强神经可塑性和恢复大脑功能的最佳方法是玩电子游戏，能有效改善整体认知功能[171，172]。有关认知障碍的数字医疗系统回顾和荟萃资料分析表明，游戏化数字医疗通过独特手段（如 VR 干预、运动锻炼和音乐等非药物干预措施）为 AD 患者带来临床益处[173]；同时，网络视频游戏、含有游戏元素的记忆训练和围棋游戏等游戏化数字医疗干预手段，促进患者多巴胺的分泌，适用于 ADHD 儿童的治疗[174]；除此之外，游戏化数字医疗还能够辅助 ASD 诊断、治疗，在改善沟通、预防患者受到社会孤立[175]等方面起到作用。

游戏疗法又叫游戏治疗，是指使用游戏形式作为载体或治疗手段的辅助治疗方法。以人类大脑可塑性和功能重构理论为基础，是一种可以产生心情愉悦的游戏活动。游戏疗法来源于心理学分析学派理论，历经精神分析游戏治疗、结构主义游戏治疗和人本主义游戏治疗三个阶段[176]。进入 21 世纪，社会节奏明显加快，生活压力陡增，游戏成为缓解压力、放松身心的重要娱乐活动之一。

将游戏化设计理念引入健康中国建设和管理领域，必将增强亚健康人群的参与感、体验感和满足感[177]。

游戏化数字医疗在认知障碍疾病的评估、干预以及管理过程中，将经循证医学验证的量表、评估和训练范式作为有效成分，把电子游戏、虚拟影像、定制化图像等介质作为递送载体，辅助诊断并达到良好的治疗效果[178]：

1. **评估：**临床上常使用功能筛查量表评估认知障碍，如蒙特利尔认知评估量表（MoCA）和简易精神状态量表（MMSE）用于评估AD、SNAP-IV父母及教师评定量表和Conners量表用于评估ADHD、ABC（Autism Behavior Checklist）和Cars（Childhood Autism Rating Scale）量表用于评估ASD等。游戏化数字医疗把以上量表以电子游戏化的形式呈现给患者。

基于电子游戏的评估工具可作为临床辅助诊断手段，提高诊断效率，改善目前的需求困境，这些电子游戏辅助评估手段准确性高、操作简单，适用场景广泛[179]。目前的研究中，大多数用于评估ADHD的电子游戏都是自主开发，并且尚未市场化，随着硬件技术的发展，游戏的使用平台也更为多元化，有利用Xbox Kinect通过记录动作进行游戏[180]，利用头戴显示器营造虚拟现实环境[181]，以及通过脑机接口[182]、多种传感器、人机交互大屏等[183]进行游戏。在这些研究中，接近一半游戏的设计原理都是基于持续操作试验或类似的GO/ No-GO任务来测试受试者的执行功能。他们大多是计算机Conners的CPT-Ⅱ游戏化改编。我国郑毅教授团队所研发的WeDA系统通过诊断试验研究，发现其对ADHD的诊断灵敏度为94.55%，特异性为98.18%[183]。而在以量表为金标准的研究中，Delgado-Gómez等[184]通过比较基于电子游戏的CPT与ADHD症状和正常行为量表（Strengths and Weaknesses of ADHD Symptoms and Normal Behavior Rating Scale，SWAN）来区分ADHD亚型，发现CPT测量的反应时间与注意力不集中症状严重程度之间呈正相关。

2. **干预：**游戏化数字医疗依据治疗标准范式（如执行、语言、注意、记忆、视觉空间等）设计产品，通过多认知域协同干预、多手段单独或联合干预、危险因素干预等方式达到预防或治疗认知障碍疾病的目标。

（1）AD-游戏化数字医疗利用数字化工具与图片色彩相关的艺术性创造活动，刺激大脑不同区域，激发起患者潜在记忆与感觉[185]，通过记忆训练和行为干预可改善 AD 患者特定功能域和整体认知功能。

目前阶段，认知训练游戏产品大致分为两类，一类是线下认知训练产品，主要是在家中使用的便携型认知训练产品和应用在大型康复中心和机构的专业设备；另一类是以界面为主的线上训练产品，主要借助手机、平板电脑和电脑来进行交流互动[186]。

认知训练产品主要分为两类，一类是便携家用型认知训练产品，通常应用于线下且种类丰富，但大多数是针对儿童的益智产品，比如智力拼盘、识记卡片、魔方积木等。现有针对老年人的认知训练产品主要是鲁班锁、老年迷宫、九连环等，此类产品难度较大，老人上手困难，容易产生挫败感，达不到使用效果。优点是居家使用方便，上手容易理解，价格低廉，家属容易指导，但存在以下不足：训练效果单一，训练以一项内容为主，规则单一长期使用容易厌烦；产品年龄区分不明显，并非针对老人的特征专门设计，针对性不强；互动性不强，没有反馈，不清楚老人的训练效果。另一类是专门在养老机构和医院使用的认知训练产品，此类训练产品其优势在于：对于认知等级的测评更加准确，运用先进的科学技术，智能化水平较高，交互性更好，专业性更强，训练方法多变，但此类产品有以下不足：产品体量感较大，大多为专业设备，一般用于医疗机构、康复中心等大型场所；因其操作流程复杂，通常需要专业人员辅助操作，使用者无法独立操作；设备专业，但造价昂贵，且不免费对外开放，家庭负担不起[187]。

线上认知训练游戏产品是基于电脑、平板电脑、手机的线上使用产品，主要分为两类，一类是大众可以下载的，专业目的性不强的类似于游戏设计的软件，寓教于乐，老年人接受度较高；另一类是专业的训练系统，主要在医院和机构中使用，不对外开放，成本较高，此类产品存在以下不足：以网页系统为主，操作过程复杂，需要辅助人员从旁协助，学习成本较高。老年人由于生活习惯与思维模式的问题，对于纯线上的使用方式接受度不高，没有与线下产品结合。专业的训练系统成本较高，一般用户不会购买使用。

（2）ADHD-游戏化数字医疗基于经典范式设置工作记忆、抑制控制、认知灵活性等训练内容的关卡和任务，提升患者注意和行为控制力，减少多动和冲动样行为。

认知训练有效性理论是基于神经可塑性和神经功能重组而衍生。游戏治疗是认知训练最常见的干预类型，通常由一系列任务（如解谜或进行记忆练习）组成，目的在于提高一个或多个方面的执行功能，如注意能力、工作记忆、反应时间、认知灵活性和运动能力等。电子游戏提供的认知训练通常是有效的。Lim 等[188]通过视频游戏 CogoLand 进行注意力训练和神经反馈，该游戏不使用通常的手动控制器控制，而由脑机接口操作，脑电图电极检测脑电波活动，因此只有当儿童集中注意力时，化身才会移动。持续 8 周的每周 3 次游戏训练可明显减轻 ADHD 症状。目前还有一些游戏尚未进行临床验证，但游戏的新颖性及治疗原理都比较有参考意义，如西班牙的 Rodrigo Yanguas 等[189]开发的 VR 游戏，通过冒险故事将国际象棋等训练计划串联，得到较好的效果，发生不适的风险低，受试者的训练意愿高。

（3）ASD-游戏化数字医疗通过模拟社交情境，提供社交技能训练，帮助患者学习和发展有效的社交技能，如目光凝视、面部表情识别、情感交互等。

Berk-Smeekens 等[190]以关键反映治疗（Pivotal Response Treatment，PRT）动机成分对 ASD 患者进行机器人辅助治疗。该疗法在社会互动和自我启动动机等关键领域进行深入研究，研究发现 ASD 儿童能够坚持机器人辅助治疗方案，治疗后反响积极。Chen 等[191]发明了一种新型机器人，即基于人工智能的第一视图机器人体系结构，通过第一人称视角的可穿戴机器人，摒弃了传统机器人第三人称视角下认知能力匮乏的缺点，辅助 ASD 儿童进行环境感知与表达。

3. **管理**：游戏化数字医疗利用移动设备、可穿戴设备、智能家居和脑电设备，客观收集患者可量化的生理数据，分析日常生理行为模式，监测认知功能变化，跟踪疗效；认知辅助技术可以协助认知障碍患者、家庭及临床医生管理患者日常活动、改善临床治疗方案。

（1）**患者**——游戏化数字医疗可以改善获得性脑损伤患者的前瞻记忆和执行功能；增强安全感，减少恐惧感和焦虑情绪；强化控释给药系统，及时干预；提高患者生活能力。

（2）**家庭**——游戏化数字医疗有效帮助患者家庭进行护理决策，减轻护理负担。

（3）**临床医生**——游戏化数字医疗分析患者日常生理行为模式，辅助医生调整患者治疗方案，挖掘科研新方向。

图表 35　游戏化数字医疗在认知障碍领域的应用优势

患者
- 改善认知功能
- 增强安全感，强化干预，提高生活能力

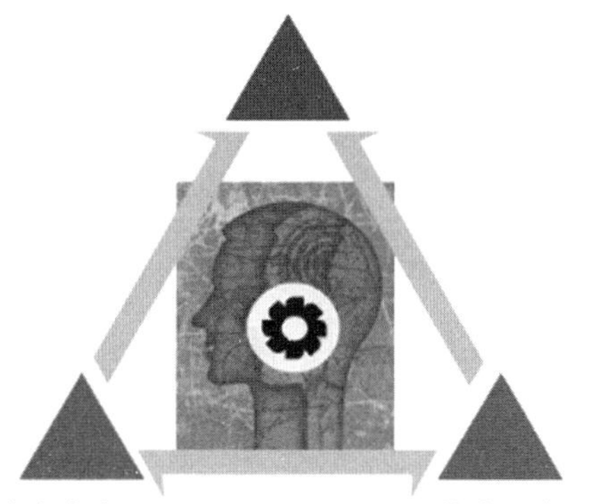

患者家庭
- 有效进行护理决策
- 减轻护理负担

临床医生
- 调整治疗方案
- 挖掘科研新思路

心理学专家表示，随着患者相关症状逐渐好转，游戏化数字医疗应当设定独特的退出机制，让患者把“游戏”状态下的良好行为迁移到生活中，从而达到真正的治愈目标。

4.2.3 游戏化数字医疗在认知障碍细分疾病中的应用

截至 2023 年底，中国国家药品监督管理局（以下简称“国家药监局”）共批准了 40 款治疗认知障碍的数字医疗产品。其中，游戏化数字医疗产品共有 11 款：按照游戏类别分类，9 款（82%）为益智类小游戏，1 款（9%）为模拟经营类小游戏，1 款（9%）为动作类游戏；按照治疗适应症分类，有 6 款（55%）专注于 AD 的治疗，1 款（9%）专注儿童 ADHD 的治疗，两款（18%）用于治疗 ASD，还有 2 款（18%）在 AD、ADHD 和 ASD 等适应症中有交叉；按照诊疗功能分类（以国家药监局获批适应症为准），有 3 款（27%）兼具评估与治疗功能，8 款（73%）仅有治疗功能；按照使用场景分类，有 5 款（46%）产品可在医院、专业机构以及家庭场景中使用，4 款（36%）需要在医院及专业机构中使用，两款（18%）在家庭场景中使用。

我们以阿尔茨海默病、注意缺陷多动障碍、孤独症谱系障碍为例，解析游戏化数字医疗在治疗相关疾病中的应用情况。

（1）阿尔茨海默病

该类疾病游戏化数字医疗产品多为益智休闲类游戏（6 款）和模拟经营类小游戏（1 款），其中有 2 款产品包含认知评估功能。游戏化数字医疗产品基于大脑神经可塑性机制，利用游戏化软件和硬件产品，模拟日常生活场景，缓解患者记忆力减退等症状。

（2）注意缺陷多动障碍

该类疾病游戏化数字医疗产品的游戏设计类型包括益智休闲类（2 款）和动作类（1 款），其中有 1 款产品包含评估功能。在治疗 ADHD 领域，游戏化数字医疗产品以动作及互动训练为主。动作类游戏在提升选择性注意力（即控制/调节注意力分配和资源管能力）、提升持续注意力、减少冲动方面具有明显优势[192]，游戏化中的奖励/反馈系统能够增强患者神经可塑性[193]，改善患者注意力缺陷。

（3）孤独症谱系障碍

该类疾病游戏化数字医疗产品为益智类小游戏（3款），其中有1款产品包含评估功能，通过丰富的情景游戏，训练患者认知与语言功能，缓解患者沟通障碍。

图表 36　中国已上市治疗认知障碍相关疾病的重点游戏化数字医疗产品介绍（截至 2023 年 12 月份）

序号	产品名称	主治功能	是否游戏化	游戏类型/游戏化元素	搭载平台	使用场景
1	认知功能障碍康复训练软件	协助AD患者进行轻度认知障碍康复训练	是	益智/休闲 闯关任务、积分、勋章、有意义的故事、队友、即时反馈、报告反馈等	手机、平板、一体机	医院/专业机构、家庭
2	认知功能障碍评估与训练软件	协助AD患者进行轻度认知障碍辅助测评与训练治疗	是	益智/休闲 积分奖励、进度条等	VR头显	医院/专业机构、家庭
3	认知功能评估与训练软件	协助医务工作人员对认知障碍的患者进行大脑认知功能评估，并对轻度认知障碍患者进行认知功能训练（阿尔茨海默病）	是	益智/休闲 闯关任务、游戏表现图等	手机、平板	医院/专业机构、家庭

续表

序号	产品名称	主治功能	是否游戏化	游戏类型 / 游戏化元素	搭载平台	使用场景
4	认知功能评估训练软件	协助患者轻度认知障碍辅助治疗	是	益智 / 休闲 进度条、闯关任务等	手机、平板	医院 / 专业机构、家庭
5	数字认知功能训练软件	协助 AD 患者轻度认知障碍辅助治疗	是	益智 / 休闲 积分奖励、排行榜、即时反馈等	手机、平板	医院、养老机构或社康机构
6	认知功能障碍治疗软件	协助 AD 患者轻度认知障碍辅助治疗	是	益智 / 休闲 即时反馈、报告反馈、难度自适应等	专用硬件	医院 / 专业机构
7	认知功能障碍治疗软件	协助 AD 患者轻度认知障碍辅助治疗	是	益智 / 休闲 游戏表现图、闯关任务、积分奖励等	手机、平板、PC	医院 / 专业机构、家庭
8	VR 认知能力评估与训练软件	脑损伤疾病导致的脑功能障碍进行测评，辅助轻度认知障碍患者进行康复训练（如 ADHD、孤独症、失语症、睡眠障碍等）	是	益智 / 休闲 闯关任务、积分奖励、即时反馈等	VR 头显	医院 / 专业机构
9	注意力强化训练软件	6—12 岁 ADHD 辅助治疗和康复训练	是	动作类 进度条、积分奖励、化身等	平板	医院 / 专业机构、家庭
10	认知功能评估与训练软件	轻度认知障碍的辅助康复训练（孤独症）	是	益智 / 休闲 闯关任务、积分奖励、即时反馈等	专用硬件	医院 / 专业机构
11	语言康复训练软件	语言康复训练	是	益智 / 休闲 闯关任务、积分奖励、即时反馈等	专用硬件	医院 / 专业机构、家庭

（1）阿尔茨海默病相关认知障碍游戏化数字医疗案例

《定制式链接记忆》

《定制式链接记忆》是一款新型游戏化数字医疗产品，针对老年人认知障碍设计从而达到康复训练目的。临床研究发现，轻中度认知障碍患者使用《定制式链接记忆》，可有效提升认知功能，缓解抑郁情绪，训练依从性更强。

《定制式链接记忆》这款游戏产品拥有特别定制功能，可个性化定制人物形象、语音功能、图片素材等。最大程度模拟复刻患者日常生活的真实场景，提高患者对游戏训练的接受程度。患者通过点击屏幕，在虚拟房间里，如果能成功独立寻找物品，辨别家人相貌声音，即可通关。产品包含多种玩法，软件内置二十款不同类型的小游戏，从注意力、记忆力和执行功能等各个角度，针对性训练患者的弱项能力，多角度提供益智化训练，改善患者的多项认知能力。

游戏设定通常与生活场景相关，通过日常训练完成认知康复计划，可有效改善认知功能减退，延缓患者从 MCI 到痴呆的发展过程，这款医疗软件为减少家庭照顾老人负担、使老人拥有更高质量的老年生活提供了可能。目前，《定制式链接记忆》已经获批国家药监局第二类医疗器械注册证。未来，该产品设计团队将与全国的康老院、老年大学、社区等进行合作，提升老年人认知功能障碍筛查和游戏化数字医疗的可及性。

（2）注意缺陷多动障碍游戏化数字医疗产品案例

《注意力强化训练软件》

这是一款用于治疗 ADHD 的数字医疗产品，于 2023 年获批第二类医疗器械证。该产品包含连续导航、信号检测、数字划消等任务，设计了卡通角色 / 载具、积分 / 成就系统等游戏化元素，规定每日训练 25—30 分钟，设置使用上限，防止患者潜在成瘾问题。国内两家儿科专科医院参与了该软件的效果评估，结果显示，使用该训练软件一个月后，注意力平均提升 68%，症状改善达 73%[194]。

Endeavor Rx & OTC

Endeavor Rx 是全球第一款获 FDA 认证的游戏化数字医疗产品，于 2020 年获批上市，用于治疗 8—12 岁的 ADHD 儿童。其临床研究结果已在《柳叶刀——数字医疗》发表[195]，该随机对照试验研究共纳入了 348 名 ADHD 受试者，干预组进行每天 25 分钟、每周 5 天、为期 4 周的 EndeavorRx（AKL-T01）的治疗，对照组进行相同时间的数字化拼词游戏。研究结果表明，观察两组患者的注意力变量测试注意力表现指数（TOVA-API）与基线相比，AKL-T01 组 TOVA-API 升高为 0.93，而对照组为 0.03，EndeavorRx 干预组 ADHD 患儿的注意力表现显著提升。

已上市的 ADHD 的游戏化数字医疗针对疾病相关脑区，依据多任务、go/no-go、停止信号等经典范式，设计游戏任务，通过游戏训练提升 ADHD 患儿的注意力表现，并帮助建立良好行为习惯。Endeavor 系列产品，使用了选择性刺激管理引擎（SSME）核心技术，通过游戏化形式刺激助力大脑前额叶这一注意力相关脑区，同时利用实时适应算法的优势，依据用户表现为其提供个性化训练，有针对性地改善患者 ADHD 症状[196]。

2023 年，该产品的设计公司推出另一款针对成人 ADHD 的治疗产品 Endeavor OTC，这是一款非处方产品，已在美国上市。Endeavor OTC 披露的临床试验数据显示，经过 6 周治疗，221 名成人 ADHD 患者 TOVA ACS 评分平均有 6.46 的改善，通过治疗后 37% 患者无注意力缺陷出现，33% 症状显著改善。

Endeavor Rx 不能代替传统药物，但可以作为多动症整体治疗计划的一部分进行有益补充。相较于传统药物，因其能改善患者注意力，提高生活质量与学习、工作效率，儿童更易接受游戏化数字医疗服务模式。

图表 37　Endeavor Rx 界面

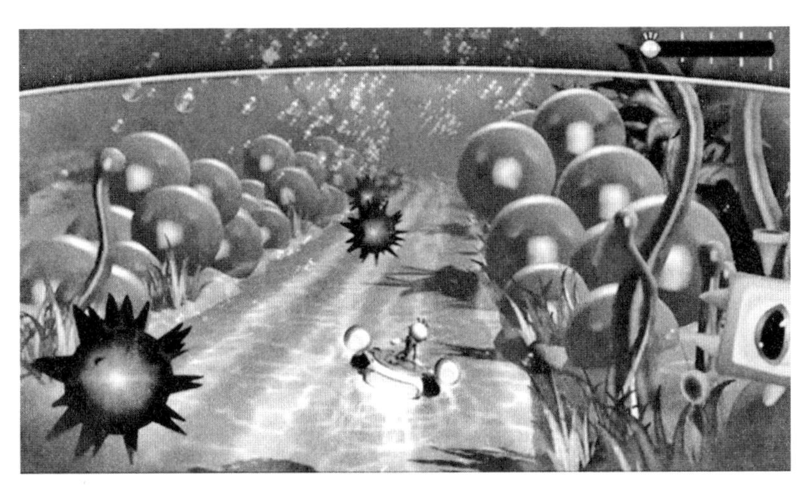

（3）孤独症谱系障碍游戏化数字医疗产品案例

VR 认知能力评估与训练软件

VR 认知能力评估与训练软件，适用于精神心理领域的部分适应症，包括孤独症、儿童注意缺陷障碍、需要提高注意力水平的正常儿童以及其他儿童相关的认知功能训练，于 2023 年获批第二类医疗器械证。该系统基于神经可塑性原理和传统注意力训练方法，结合 VR 技术塑造出贴近现实，且符合儿童使用需要的场景，使患儿在"进入"虚拟的环境后，进行以多项益智小游戏组合为形式的训练。

4.3 慢性病

WHO 将慢性病称为非传染性疾病，指不会在人与人之间传播、持续时间长且进展缓慢的疾病，主要类型是：心血管疾病（如心脏病发作和中风）、癌症、慢性呼吸系统疾病（如慢性阻塞性肺病和哮喘）以及糖尿病。慢性病每年导致 4100 万人死亡，占全球总死亡人数的 74% [197]。《中国居民营养与慢性病状况报告

（2020年）》显示，2019年我国因慢性病导致的死亡占总死亡的88.5%，其中心脑血管病、癌症、慢性呼吸系统疾病死亡比例为80.7%。中国18岁及以上居民高血压患病率为27.5%，糖尿病患病率为11.9%，高胆固醇血症患病率为8.2%，40岁及以上居民慢性阻塞性肺疾病患病率为13.6%，与2015年发布结果相比均有所上升。我国慢性病防控工作仍面临巨大挑战[198]。

慢性病需要通过一系列措施来预防和控制其不断进展，包括改变不良生活习惯、调整饮食、限制烟草和酒精的摄入、增加体育锻炼、保障充足的睡眠、进行心理沟通等，这不仅可以改善患者的生活质量和健康水平，还可以减轻社会与家庭的医疗负担。

4.3.1 慢性病核心治疗原理及治疗过程中常见问题

慢性病由遗传、生理、环境和行为等多因素共同导致，加强行为和环境因素控制，强化慢性病早期筛查和早期发现，推动慢性病由疾病治疗向健康管理的观念转变，是慢性病管理的首要问题。因为很多慢性疾病是无法治愈的，慢病管理的终极目标不是治愈疾病，而是使慢病患者的健康维持在一个满意的状态。中国健康管理协会制定的《慢性病健康管理规范》中将“慢性病健康管理”定义为：在收集个人健康信息的基础上，对个体未来一定时间内某种慢性病的发生风险进行预测。在风险预测的基础上，针对生活方式和危险因素制订个体化干预和行为矫正计划并实施，定期跟踪和评估效果[199]。由此可见，慢性病的管理包含个人健康信息收集与管理、慢性病风险预测、干预与治疗、随访与效果评估等几个关键步骤。而这些关键步骤的实施，除了需要作为自身健康第一责任人的自我管理，还需要包括医生、护士、药师等专业人员的共同参与。

慢性病管理的第一步是个人健康信息收集，除了年龄、性别、身高、体重等个人的基本信息外，还包括心脑血管疾病、糖尿病、癌症、慢性呼吸系统疾病等主要慢性疾病的既往病史，家族史，生活方式和行为方式，包括膳食营养状况、身体运动、烟草和酒精的使用、睡眠、精神压力等情况以及包括血压、血糖、血脂、肺功能等临床检查、检验指标。在收集个人信息的基础上，采用一定的方法（如指标法、模型法等）对个人发生某种慢性病并发症或死亡的风险进行预测。根据风险预测结果和患病状况，将个人划分为慢性病的一般个体、高危个体或患者。随后根据个人的患病风险不同进行相应的干预或治疗。包括针对个人生活方式和行为危险因素进行个体化干预和矫正。而对于慢性病患者，还需由医生依据临床指南和规范给予必要的个体化药物治疗、手术治疗或物理治疗。一篇关于慢性病流行病学和控制的研究表明：减少危险因素是控制慢性病的重要方式，比如将慢性病纳入公共卫生管理[200]。针对慢性病的公共卫生管理程序通常包括院内诊断、治疗、康复护理和患者随访。但是，院外管理数字化程度低，慢性病管理以院内医疗卫生服务机构为中心。患者在医院接受诊断、治疗和处方后就回家了，除了每周或每两周一次的院内随访或配药，大多只能自我管理。患者慢病管理的参与度不高、治疗依从性低、治疗周期长、家庭负担重、智能化信息系统难以建立、健康管理师人才缺少、医疗服务水平不均衡[201]，这些都阻碍了慢性病患者的治疗和管理。

4.3.2 游戏化数字医疗在慢性病治疗中发挥的作用和优势

在本报告中，慢性病可归为器质性疾病，该类疾病的治疗是一项长期任务，管理周期长、干预见效慢，常需终身随访或服药，因此患者主观能动性对疾病结局有重要影响。数字医疗的概念出现，包括测量和/或干预人类健康服务的循证软件和/或硬件产品。这些由高质量的软件程序驱动的数字医疗产品，其本质是服务的数字化[202]。而游戏化数字医疗则是以游戏为表现形式，通过人机互动和及时反馈，提高患者参与的积极性。游戏化数字医疗根据患者的身体状况、疾病种类、生活习惯、饮食偏好等因素，在疾病管理过程中融入积分、勋章等成就导向游戏化元素，帮助患者更好地控制慢性病的发展，提升整体治疗效果。

例如一项分析过去十年（2012—2022 年）游戏化数字医疗在慢性病自我管理的作用的文献综述表明，游戏化对慢性病的自我管理已获得广泛认可，包括改善患者症状、提高用药依从性、维持体育运动和康复训练、改善认知功能、提供心理支持等[203]。患者疾病状态控制良好，能够避免或减少慢性病及其并发症发生，减少家庭看护成本。同时，患者就诊频次减少，有助于降低就医成本，减轻医疗机构诊疗负担。游戏化数字医疗的兴起主要是传统医疗手段存在短板，作为传统治疗手段的补充和优化，它可以单独使用，也可以与药物、设备或其他疗法协同使用。游戏通常搭载在手机、平板、血糖仪等家庭常见移动设备上，使用场景一般为家庭，患者可及性好，依从性高，可以提供个性化治疗，改善患者治疗体验感和生活质量，解决了患者就医的很多痛点。

4.3.3 游戏化数字医疗在慢性病管理中的应用

截至 2023 年 12 月份，中国已有 12 款治疗慢性病的数字医疗产品获批上市，其中仅有 1 款是游戏化数字医疗产品。但在全球范围内，慢性病游戏化数字医疗产品探索较多，尤其在超重肥胖领域，国内外产品进展程度差异较大。国外已有专用于治疗肥胖症的游戏化数字医疗产品上市（FDA 批准或 CE 认证），而国内有关于超重肥胖的体重管理平台和软件仅局限在日常健身和自我管理，未将肥胖症作为适应症进行临床试验。由此可见，中国在该领域仍有较大的提升空间。

图表 38　全球已上市治疗慢性病游戏化数字医疗部分产品介绍
（截至 2023 年 12 月份）

序号	产品名称	主治功能	是否游戏化	游戏类型 / 游戏化元素	搭载平台	使用场景
1	运动测试与运动处方视频软件（术康 App）	辅助临床医生指导患者进行心肺功能康复训练	是	运动类 即时反馈、报告反馈等	手机、平板	家庭

续表

序号	产品名称	主治功能	是否游戏化	游戏类型 / 游戏化元素	搭载平台	使用场景
2	Sidekick	糖尿病、溃疡性结肠炎、戒烟等多个治疗领域的慢病管理	是	游戏化程度较低 化身、闯关任务、积分奖励、报告反馈等	手机、平板	家庭
3	My Sugr	糖尿病管理平台	是	游戏化程度较低 仅有化身、报告反馈等	手机、平板、血糖仪	家庭
4	Mission Schweine hund	Ⅱ型糖尿病	是	运动类 闯关任务、即时反馈、报告反馈等	手机、平板	家庭
5	Didget	糖尿病	是	角色扮演 闯关任务、队友、积分奖励、报告反馈等	血糖仪、DS 掌机	家庭
6	Kaia	COPD	是	运动类 积分、表现图、进度条等	手机、平板	家庭
7	PINK! Coach	乳腺恶性肿瘤	是	游戏化程度较低 表现图、报告反馈等	手机、平板	家庭
8	Vantis	慢性缺血性心脏病	是	运动类 报告反馈、表现图、即时反馈等	手机、平板	家庭
9	Propeller Health	哮喘、COPD 疾病	是	游戏化程度较低，仅有表现图、报告反馈等	手机、平板	家庭
10	CureApp	原发性高血压	是	游戏化程度较低，仅有表现图、报告反馈等	手机、平板、PC	家庭

续表

序号	产品名称	主治功能	是否游戏化	游戏类型 / 游戏化元素	搭载平台	使用场景
11	Zanadio	肥胖	是	游戏化程度较低，仅有表现图、报告反馈等	手机	家庭
12	Omada Health	慢性疾病有关的肥胖	是	游戏化程度较低，仅有即时反馈、报告反馈等	手机、平板、PC	家庭
13	Oviva	超重	是	游戏化程度较低，仅有表现图、即时反馈等	手机、平板	家庭
14	Noom	超重肥胖	是	游戏化程度较低，仅有报告反馈等	手机、平板	家庭

术康

数字医疗产品术康 App，可远程干预患者生活方式，适用于需要提高心肺功能的慢性病，例如冠心病、心衰、高血压、糖尿病、肥胖、慢阻肺等，该产品于 2020 年获得国家药监局批准的二类器械证。医生可通过该产品针对患者病情和心肺状况进行远程智能评估，并提供个性化运动和营养处方，患者仅需佩戴智能硬件，跟随视频运动即可完成治疗。

图表 39 术康 App 在糖尿病患者中应用的临床数据指标

指 标	干预组	对照组
① BMI (kg/m^2)	−0.60 (−1.07 to 0.16)	−0.32(−0.74 to 0.01)
② HbA1C (%)	−0.55(−1.53 to −0.07)	−0.70(−1.40 to 0.40)
③ 体脂率 (%)	−1.80 (−2.95 to −0.10)	−0.80 (−1.73 to 0.65)
④ HOMA-IR	0.07(−0.51 to 1.06)	−0.17(−1.48 to 1.29)
⑤ HOMA-β	1.44(−20.70 to 21.18)	3.64(−19.02 to 42.47)
⑥ 静息心率 (bpm)	2.00(−3.00 to 10.50)	4.00(−2.00 to 10.00)
⑦ 台阶测试 (bpm)	−2.00 (−9.50 to 3.00)	1.00(−3.00 to 10.00)

体感游戏类运动处方较传统运动处方更易提升患者积极性。据术康公开临床资料报道，与传统自我运动相比，使用游戏化数字医疗产品后，糖尿病患者BMI、糖化血红蛋白、体脂率等指标显著降低。

Didget——增强儿童血糖监测与积极性

Didget是一款供糖尿病儿童患者使用的游戏血糖仪，旨在鼓励糖尿病儿童积极监测血糖，于2010年获得美国FDA批准上市。血糖监测直接关系到糖尿病患儿的胰岛素治疗方案[204]，通过游戏化机制使得糖尿病患儿保持健康并且消除对定时测血糖的抵制情绪，养成监测血糖的习惯。在游戏中，患儿可以将血糖测试结果转换为可用于解锁新关卡并购买游戏内物品的奖励积分。

图表40　Didget产品界面

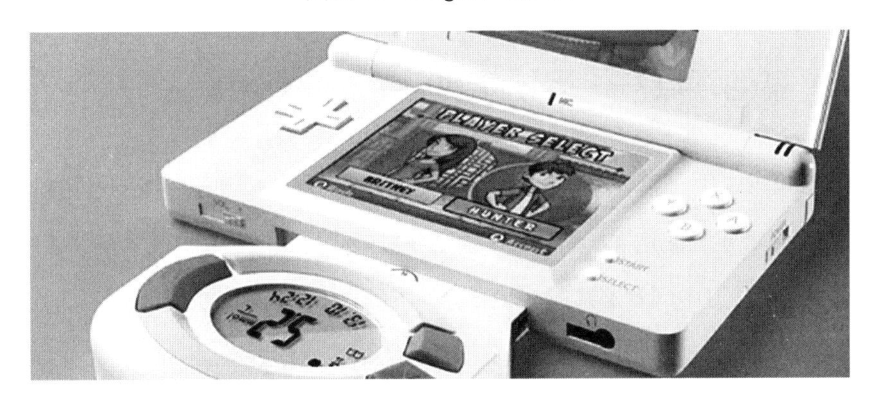

治疗肥胖症的数字医疗产品（Oviva）

一款治疗肥胖症的数字医疗产品（Oviva），已获得CE认证，旨在干预患者生活方式，减轻体重。该产品融入卡通图设计，设置任务管理模式激励患者提高自我管理水平，自动采集患者体重、血糖、运动等数据（需要授权连接），为患者减重提供个性化指导和治疗建议。

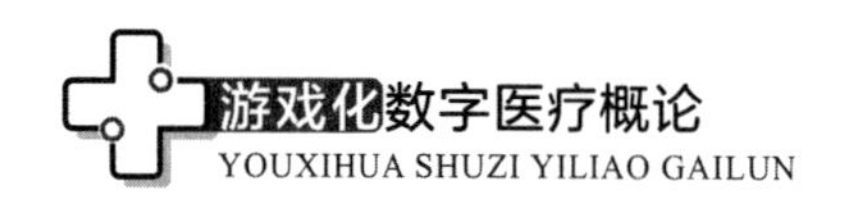

图表 41　Oviva 产品界面

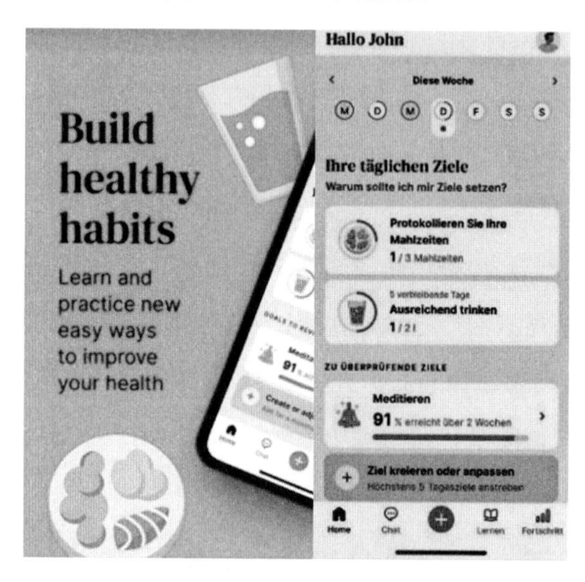

4.4　其他领域——运动康复

2020 年 12 月，柳叶刀发布的《全球疾病负担报告》指出，中国是康复需求最大的国家，总人次达 4.6 亿，其中运动康复是康复领域中占比较大的一个细分领域。《运动处方中国专家共识（2023）》明确指出，运动处方适用于慢病人群、运动损伤人群、围手术期人群、慢性病风险人群和健康人群。

4.4.1　运动康复核心治疗原理及治疗过程中常见问题

运动康复是一种通过专业的运动训练和物理疗法，帮助患者恢复正常的生理功能和身体活动能力的康复方法，其核心是借助专业的治疗手段来刺激和训练肌肉，改善肌肉力量和身体灵活性。通过外部刺激（如视觉、听觉、触觉等）向患者提供运动执行的信息反馈。这种反馈可以帮助患者调整姿势、调节力量，纠正不良动作习惯，提高运动的精确性和稳定性。通过运动康复的训练，可以触发神经系统的可塑性，促进新的神经回路的形成和重塑。这有助于患者重新学习或恢复失去的运动功能。通过启发患者自主参与和积极思考，帮助他们找到适应自身情况的最佳治疗方式。这种主动参与和积极思考的态度有助于患者更快地恢复身体功能。

运动康复的核心治疗原理是通过专业的运动训练和物理疗法，促进神经元的连接与再生、提高神经系统的协调能力、利用反馈机制纠正不良动作习惯、触发神经系统的可塑性以及启发患者自主参与和积极思考，从而帮助患者恢复正常的生理功能和身体活动能力。

4.4.2 游戏化数字医疗在运动康复中发挥的作用和优势

运动康复需要患者持续不断地强化训练，以达到康复目标。游戏化数字医疗把运动、游戏以及激励机制融合，充分激发患者多项白帽驱动力（使命、成就、授权），让训练不再枯燥，提升康复效果。

虚拟现实技术（virtual reality，VR）作为一种数字化信息时代的新兴技术，通过计算机模拟真实世界制作生动、拟真、有趣的多维视频，构造一个逼真的感觉世界，具有沉浸性、交互性、构想性等特征。患者可以通过视觉、听觉等感官系统，进行自主探索和研究，在开放自主的虚拟环境中获得身临其境的真实体验感，可以吸引患者注意力，充分调动其主动性，提高其在训练过程中的配合度[205]。在康复治疗师的指导下，使用VR运动康复系统等设备，把训练融入日常生活中，能充分调动其主动性，提高参与康复训练的积极性、缩短康复周期，使患者在娱乐中达到康复的目标。对于成人重症支气管哮喘而言，患者病情相对较重，尽管临床治疗以后患者病情稳定，但其肺功能的恢复和呼吸肌力量的康复仍任重道远，患者由于注意力、执行力相对较差，部分患者甚至难以有效地听从指令主动进行康复锻炼[206]。基于跳舞游戏、星球大战等体感游戏训练，以视频游戏或现场游戏等方式为依托，借助通用的体感游戏，充分考虑患者的身体素质因素，实现游戏与呼吸康复的有机结合，能够显著提高患者肺康复锻炼效果，改善患者血气水平，适当提升其体力活动能力[207]。对于家庭，游戏化数字医疗可以有效减少患者前往医院或康复机构的频次，减轻患者家属的陪护压力，进一步帮助家庭生活回归正常。对于临床医生，游戏化数字医疗通过定制训练方案，降低对专业治疗师的人力需求和时间需求。

图表 42　运动康复由传统模式向新科技型转变

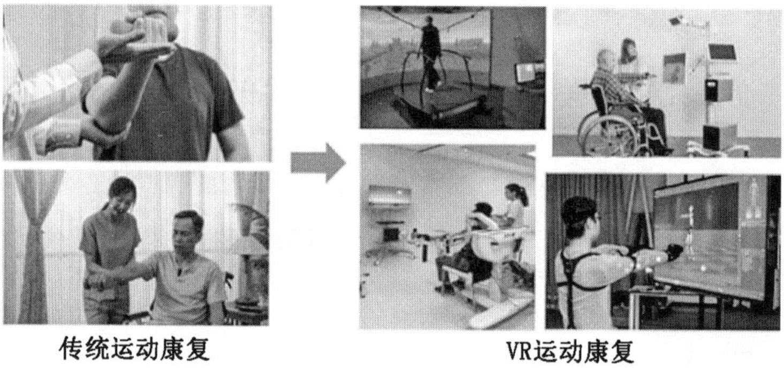

传统运动康复

VR运动康复

4.4.3 运动康复游戏化数字医疗产品介绍

截至 2023 年 12 月份，中国已有 9 款运动康复的数字医疗产品获批上市，大部分数字医疗产品的游戏化设计是基于运动体感乐趣，通过激励机制促进运动训练。

图表 43　中国已上市的运动康复数字医疗产品介绍（截至 2023 年 12 月份）

序号	产品名称	主治功能	是否游戏化	搭载平台	使用场景
1	运动测试与运动处方视频软件（术康 App）	辅助临床医生指导患者进行心肺功能康复训练	是（运动类—即时反馈、报告反馈等）	手机、平板	家庭

续表

序号	产品名称	主治功能	是否游戏化	搭载平台	使用场景
2	生理数据管理及运动训练软件	辅助临床医生指导三高患者进行运动康复训练	否	手机、平板	家庭
3	肌肉骨骼康复管理软件	有肌肉骨骼康复需求的患者，用于辅助治疗师指导患者进行运动康复训练	否	手机、平板	家庭
4	远程康复医学训练平台软件	用于四肢和脊柱功能活动障碍患者的辅助治疗和康复训练	否	手机、平板	家庭
5	运动功能障碍辅助评估软件	对运动功能障碍进行辅助评估	否	手机、平板	家庭
6	盆底康复训练软件	辅助盆底功能障碍性疾病患者进行盆底治疗及康复训练	否	专用硬件	家庭
7	运动测试与运动处方视频软件	运动康复训练	否	手机、平板	家庭

术康 App

术康 App 是一款个性化生活方式干预的智能远程数字医疗产品。术康 App 结合智能硬件，以心肺 / 肌骨 / 营养的远程智能评估为核心。在运动康复领域中，患者借助术康 App 结合远程智能评估系统，可以完成问卷、心肺耐力测试、运动能力测试等综合评估，根据结果获得包括运动类型、运动强度、运动时长、运动频率在内的个性化运动处方，完成肌肉力量训练、力线矫正训练、平衡训练、心肺耐力训练等。

NeckGo 颈椎运动健康

NeckGo 是一款用于管理、保护颈椎健康的健康管理类 App，目前已上架苹果应用商店。

配合智能手机与耳机，NeckGo 通过户外日记、飞行之旅与坐姿守护三款游戏帮助用户养成颈椎放松习惯，用户可随时随地佩戴耳机或手表，控制游戏角色完成冒险，实现在游戏中锻炼的效果。此外，在 NeckGo 的“限时挑战”页面中，用户还可以参与官方组织的活动，也可以在设立自己的挑战目标后邀请家人、朋友、爱人加入私密小组。NeckGo 为用户创造了一系列轻松、有趣、易上手的游戏化互动，让日常颈椎保健变得有趣有伴，为社会传递了更轻松潮流的健康生活方式。

图表 44　NeckGo 软件界面

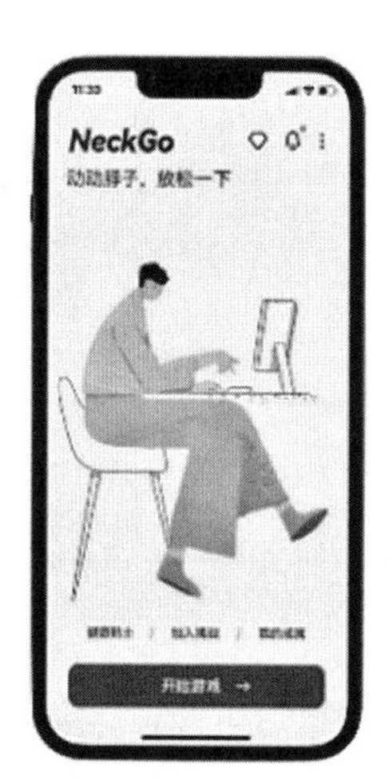

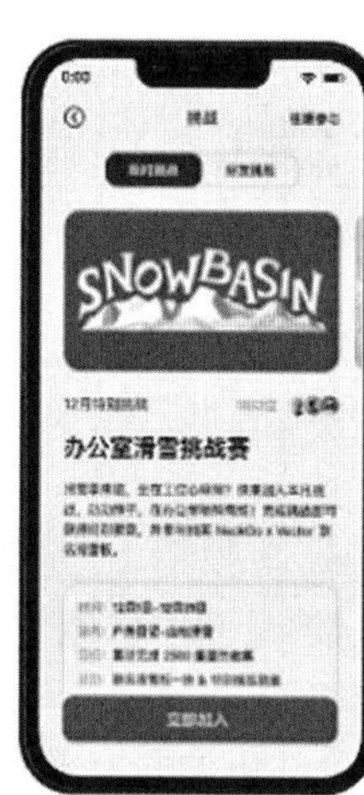

第五章 YOUXIHUA SHUZI YILIAO GAILUN

游戏化数字医疗企业面临的挑战

目前看来，涉足游戏化数字医疗行业的企业大概分为两类，科技背景企业和医疗背景企业。本章我们将分别从两种企业角度出发，分析他们在进入该行业时面临的不同的挑战。

5.1 科技背景企业进入游戏化数字医疗行业面临的挑战

随着业务规模的扩大，科技企业正逐渐融入医疗行业，希望借助新技术为传统医疗行业赋能。在此过程中，科技企业面对着陌生的医疗领域知识、专业术语和行业规范。只有充分理解医疗行业的运作和发展逻辑，科技企业才能更好地发挥科技的价值。为此，科技企业需要深入了解医疗领域的复杂性和严格的法规要求，确保游戏化数字医疗的有效性和安全性经过充分验证和审查。同时，科技企业需要与医疗专业人士及患者保持有效的沟通，寻求差异化和创新的方法，以确保自身在市场中保持竞争力和吸引力。

5.1.1 要充分理解医疗行业现状及未来

深入了解医疗专业知识，把握医疗行业发展方向。

首先，科技背景的企业在拓展游戏化数字医疗领域时，须全面了解医疗行业的现状及未来趋势。医疗领域专业性强、知识门槛极高，而且关系到患者的健康和生命安全。因此科技企业在产品开发之前，有必要深入研究医疗行业的规范、医学伦理以及法律法规，以确保其产品疗效的合规性和安全性。

例如，在患儿术前访视中采用医院游戏方式，为患儿提供了亲切的医疗环境，有助于缓解其就医的不安情绪，同时为患儿术前访视提供了良好的沟通平台[208]。在实施该项目之前，必须获得医学伦理的认可和患儿监护人的同意。

其次，必须充分学习了解产品基础和临床医学知识。只有通过深入学习医学知识，才能形成对医疗行业的正确认知，理解疾病的本质和治疗方法，实现与医学专业人士有效沟通，从而开发出符合医学标准的数字医疗产品，在产品的应用中保障患者权益，最终在临床实践中确保其有效性和安全性。

近年来，随着数字医疗、精准医疗、远程医疗等新兴概念的不断涌现，科技企业需要紧跟医疗行业的发展趋势，响应国家促进和规范健康医疗大数据应用发展政策，结合自身技术特长，顺应医疗行业向个性化、精准化、远程化、智能化等方向发展，开发符合需求的产品。科技企业只有充分掌握医疗专业的知识、语言和逻辑，理解医疗行业现在的需求和未来的方向，才能基于核心痛点和发展趋势研发产品，创造更大的价值。

5.1.2 要充分了解医疗器械软件分类及审评标准

产品开发需遵守法规监管，明确归属类别和相应审评标准。作为一种创新的医疗器械软件，游戏化数字医疗产品必须遵循医疗器械监管部门的规章制度，并通过严格的监管审批流程进行上市。科技企业在此过程中应深入了解审评审批规则，确保产品符合相关法规和标准，从而顺利通过审批并取得上市资格。在审批过程中，积极与监管部门沟通，关注医疗行业动态，了解最新政策法规和审批要求，及时调整研发策略和产品设计，持续进行技术改进。为确保产品的安全性、有效性和合规性，需进行严格的临床试验和研究，提供充分的数据和证据给监管部门，证明产品在治疗特定疾病或症状方面的有效性和安全性。

在游戏化数字医疗产品准备上市前，需要基于审评审批原则准确定位产品功能，确定注册分类和路径。

（1）明确医疗器械软件类别：根据《医疗器械软件注册审查指导原则（2022 年修订版）》[209]，医疗器械软件包括独立软件和软件组件两种，其中游戏化数字医疗产品主要为独立软件。一般情况下，独立软件作为医疗器械或医疗器械附件单独注册，但在特殊情况下可与医疗器械一同注册。

（2）明确风险程度：根据《医疗器械监督管理条例》[210]，国家对医疗器械按照风险程度实行分类管理，第一类医疗器械实行产品备案管理，第二类和第三类医疗器械则需进行产品注册管理。大多数游戏化数字医疗产品属于二类或三类（二类为主），尤需注意，当产品涉及 AI 技术时，需参照 2018 年新版《医疗器械分类目录》[211] 首次明确的医疗 AI 产品划分标准。若诊断软件可通过自身算法提供诊断建议，不能直接给出具体诊断结论仅有辅助诊断功能，则按照第二类医疗器械申报认证；若软件能自动识别病变部位并可提供明确诊断提示，则必须按照第三类医疗器械进行临床试验认证管理。

（3）了解特别审查程序：根据医疗器械注册申报流程规定，产品在注册申报前要经过检验和临床评价。对符合要求的产品提供了创新和优先两种通道，以便优先受理。产品如具备以下特点之一，即可选择申请创新通道：主要工作原理或作用机理属于国内首创，在产品性能或安全性方面较同类产品有显著改进，技术处于国际领先水平，具有实际的临床应用价值，且拥有专利产品已基本定型；针对罕见病、恶性肿瘤、老年人特有和多发疾病、儿童专用产品，以及在国内尚无同品种获批的临床急需医疗器械产品，或者是列入国家科技重大专项/国家重点研发计划的医疗器械产品。同时，国家药品监督管理局（以下简称“国家药监局”）对部分软件器械给予免临床评价，如数据处理软件、影像数据分析软件、临床管理软件以及其他类型的医疗器械软件。特别审查程序指导科技企业从产品设计研发阶段开始布局，进而提升产品获批上市的速度。

由于需要吸收不断迭代的新技术，游戏化数字医疗产品上市后，可能面对相较于传统医疗器械软件更多的版本更新需求，故需格外重视国家药监局关于医疗器械软件变更注册的规定，准确判断软件更新所属类型。针对第二类和第三类医疗器械软件，以下规定适用：

（1）**当出现重大软件更新，**会影响到医疗器械的安全性或有效性的增强类更新时，需要提交变更注册申请；

（2）**对于轻微软件更新，**包括不影响医疗器械安全性与有效性的增强类更新以及纠正类更新，例如轻微增强类软件更新和纠正类软件更新，只需通过质量管理体系控制，无需提交变更注册申请，待下次变更注册时一并提交相关注册申报资料即可；

（3）**若发生其他变化，**如注册证中注册人名称和住所、代理人名称和住所或境内医疗器械生产地址发生变化，应提出变更备案申请。

5.1.3 要重视并积极参与临床试验的设计和执行

科技企业需要重视临床试验，在方案设计、临床执行、数据分析等方面深入参与。临床试验数据在游戏化数字医疗产品上市前助力其申请获证，上市后亦是验证其有效性的重要依据。然而，严谨地设计和执行临床试验方案，对于科技企业是一项全新的任务和挑战。除寻求专业机构（CRO、SMO 等）的帮助，科技企业还要深入理解临床试验方案设计原则以及试验执行过程中有可能出现的问题，以指导产品的设计、研发和更新。

题为“实施数字化健康干预提高青少年癌症患者安宁疗护的可及性及护理质量”[212]的研究报道，随着“互联网＋医疗”的快速发展，通过远程医疗、机器人技术、可穿戴设备以及移动健康技术等进行数字化健康干预，为终末期青少年癌症患者提供更全面、便捷和高效的安宁疗护，从而提高安宁疗护的可及性和质量[213]。临床试验是打通从科学研究发展到应用目标实现路径中必不可少的一环，科技企业需要与临床医生和护理人员等专业人士一起进行临床试验的方案设计。

在方案设计方面，需要首先明确研究目的并回顾相关领域的既往研究成果，根据研究目的设计研究类型、选择和控制变量指标、确立受试者入排标准、估计样本量等；在临床执行方面，需要参照研究方案建立标准操作流程（Standard Operation Procedure，SOP）、施行数据采集方案、依规处理不良事件等；在数据分析方面，需要在专业统计师指导下进行数据清洗、缺失值处理、统计方法选择等，并与研究者共同结合临床情况解读分析结果。在整个临床试验过程中，科技企业还需进行与研究者、受试者、专业机构工作者、统计师等人员的多方沟通，并确保试验全程符合法律法规、医疗行业规范和医学伦理的要求。

此外，进行临床试验需要耗费相当的时间和资源，也必须遵守监管机构的严格标准和法规要求，监管标准可能会随着时间和行业发展而变化，因此需要及时调整研究计划以确保合规性。这也是科技企业在进入游戏化数字医疗领域面临的挑战之一。企业需要谨慎规划并有效管理资源，控制成本和时间的投入，以确保临床试验的顺利进行并取得预期效果。

临床数据是科技企业跨界在医疗行业立足的基石。尽管进行临床试验对于科技企业来说充满困难和挑战，需要深入了解医学和临床实践，严格遵循监管机构的规定和标准，但这也为企业提供了获得患者真实反馈的机会，是证明产品治疗效果和确保产品安全性的关键步骤。通过认真对待临床试验，与医疗专业人士和监管机构密切合作，科技企业可以克服挑战，了解产品的实际效果、副作用和安全性，同时也会赢得更多医疗机构和医生的信任与支持，为患者提供更优质的医疗服务，并最终在市场上取得成功。

5.2 医疗背景企业进入游戏化数字医疗行业面临的挑战

随着移动互联网和人工智能技术的快速发展，以及可穿戴设备和智能软件的普及，加上医疗大数据的广泛应用，数字医疗正在不断拓展“游戏＋医疗”领域的边界。近年来，越来越多企业加入“游戏＋医疗”这个新兴领域，全球数字医疗市场规模呈现快速增长趋势。根据预测，数字医疗市场规模从 2021 年的 42.2 亿美元增长到 2028 年的 180.6 亿美元[214]。医疗企业具有深厚的医疗行业经验，能够充分理解患者、家庭以及临床医生的需求和痛点。不过，在利用新技术研发游戏化数字医疗产品时也会面临多方挑战。

5.2.1 需要对游戏化机制有深刻理解

医疗企业缺乏游戏设计开发经验，需要与游戏开发团队深度合作，强强联合。前者为后者提供专业的医疗知识，如果游戏机制（如积分、徽章）并没有在用户的健康技能方面提供明确的健康促进意义[215]，患者可能只是为获取奖励而进行作弊行为，也无法达到健康教育的目的；在设计产品时，需要结合游戏技术支持以深入理解目标人群的医疗需求和心理需求，选择适合的游戏化机制，以确保产品能够吸引目标用户并实现预期治疗效果。

5.2.2 需要把主观信息客观化

2019 年 4 月，《人工智能蓝皮书：中国医疗人工智能发展报告》正式发布。最新的人工智能前沿技术正迅速整合到医疗领域中。现代医学与传统中医学的结合之路，是现代科学技术快速发展、交叉融合大背景下的必然趋势。临床信息仍存在主观性较强的问题，需要通过数字技术客观、标准地将主观数据客观化呈现。特别是传统中医学理论主要起源于人用经验，更加侧重于人体的统一性，根据人体系统的性质、关系和结构，将研究对象的各个组成要素有机组织起来构成一个整体，在现有诊疗过程中，患者主诉仍是医生判断病情的重要依据，患者的主观信息（日常记录的数据、就诊时对感受的描述等）影响医生的诊断及治疗方案，但主观信息难以标准化，影响了诊断规范建立、患者病史回溯、多学科会诊等。医疗企业需要基于对医疗信息的理解，利用数字技术手段将主观信息转化为客观的标准化、可量化数据，并进行结构化记录，以建立规范诊断流程、精准传递医学信息，减少患者和医生的主观性对诊疗过程的负面影响。与传统游戏相比，游戏化数字医疗产品在研发的过程中需遵循更为严格的循证医学方法，并通过更严格的临床试验验证其有效性[216]。游戏化反馈系统是游戏机制中的核心要素，能够实时传达个体状态和进度，提供直接、客观的信息，常以点、等级、分数或进度条等形式呈现[217]。若缺乏统一的评估工具来衡量游戏化系统或框架，各种游戏化元素将缺乏可控性难以协调，若仅依赖单一元素将降低游戏化健康管理方案的有效性[218]。

5.2.3 需要从“以病为本”转向“以人为本”

传统医疗研发通常仅从治疗疾病出发，需要进一步结合患者、家庭、医生的参与者视角以优化诊疗体验。国家卫健委在《全面提升医疗质量行动计划（2023—2025年）》中提出，应进一步强化“以患者为中心，以疾病为链条”的理念。情感化设计是一种以用户内在情感需求为基础的设计理念。在健康类数字产品设计中，采用情感化设计可以帮助设计师创造更人性化的产品，从而使用户在使用过程中获得内在的快乐和情感满足。因此，在设计健康类数字产品时，设计师不仅要关注产品的基本疗效，还需重视用户的心理和情感体验，以达到提高产品由外在到内在情感体验的目的[219]。目前医疗企业在设计、研发产品时，通常以疾病为中心，着重关注疗法与疾病的发病机制、病理生理学、预后等方面的关联。而游戏化机制和数字技术更加关注患者的个性化体验，了解其行为习惯和心理需求，同时兼顾照护家属和医疗人员在诊疗过程中的时间精力付出和信息获取需求。例如，在慢病管理领域，游戏化医疗平台能够通过模拟类似游戏的治疗环境，减轻患者的负担并激发其动力，从而促进医疗保健服务质量的提升[220]。在游戏化工具和平台的支持下，持续参与定期的健康活动，如完成药物治疗疗程，保持运动习惯或坚持健康饮食，变得更为易于坚持。另外，游戏化的移动医疗也为心理健康问题和障碍的治疗提供了新途径。除了增进对这些心理健康问题的认识和理解外，游戏化还通过显示头像和提供奖励等方式实施认知疗法，帮助减轻压力或调节消极、焦虑情绪[223]。在游戏化移动医疗平台的开发过程中，如果未将相关健康专家与目标患者纳入，可能会忽视目标患者的特点，无法体现以患者为中心的原则，同时还可能会影响方案的效果与可信度[224]。医疗企业在开发产品时需要转变视角，从诊疗过程中“人”的需求出发，将游戏化机制和数字技术与既往积累的生物医疗技术结合，才能在保证诊疗效果的同时进一步提升患者治疗意愿和动力，研发出新颖有效的医疗器械软件。

第六章 YOUXIHUA SHUZI YILIAO GAILUN

游戏化数字医疗未来发展机遇

游戏化数字医疗未来发展方向何在？目前已上市游戏化数字医疗管线产品或可从提供精细化诊疗选择、扩充适应症范围以及建立覆盖疾病干预全流程等方面规划未来发展方向。另外，新兴技术的加入也将赋能医疗健康产业发展，为构建以人为本的健康生态贡献力量。

6.1 游戏化数字医疗产品未来发展方向

6.1.1 提供精细化诊疗选择

医学疾病分类错综复杂，亚专科众多。眼科可细分为20余个亚专科，每一亚专科中包含多种疾病，而每一种疾病的发病机制不同，亦可导致其诊疗的核心方法及路径各不相同。游戏化数字医疗产品针对细分疾病进行精细化设计并通过临床验证，确保诊疗方案有效性及安全性。需要持续挖掘疾病发病机制、诊断要点和治疗原则，对不同患者进行深入研究，使产品覆盖更多患者。游戏化数字医疗产品，应用在慢性病和精神类疾病的干预、治疗和管理中，目前在精神分裂症、自闭症、轻度认知障碍、帕金森、阿尔茨海默病等领域相关应用已经得到了较多的实施和推广。

图表 45　游戏化数字医疗细分亚专科，覆盖更多患者人群：以眼科为例

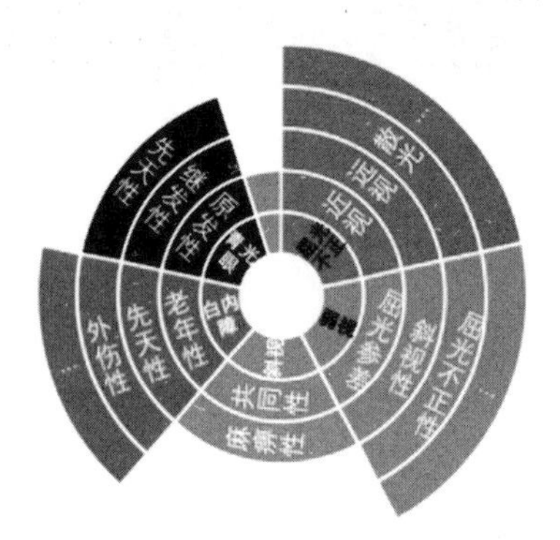

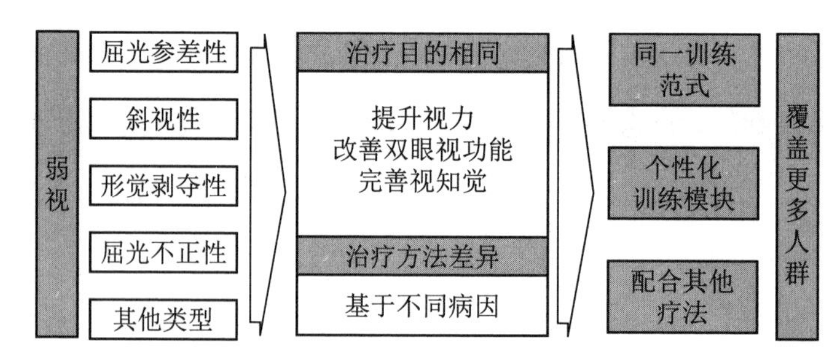

眼科学专家表示，以斜弱视为例，其中斜视主要包括内斜视和外斜视，而弱视则涵盖了斜视性、屈光参差性、屈光不正性和形觉剥夺性等多种类型，患者可能存在多诊断叠加的情况，这需要企业根据不同诊断进行更细致的产品设计。因此，企业要对游戏化数字医疗产品治疗的适应症进行分类，与医生共同设计临床试验方案，保障患者治疗权益[225]。

6.1.2 扩充适应症范围

游戏化数字医疗产品需要基于目前已切入亚专科的研究基础，挖掘同一专科领域下该亚专科与其他亚专科在治疗过程中的差异性与共通点，实现产品适

应症覆盖范围由“专”到“广”的转变。以眼科为例，虽然传统的斜弱视康复训练常采用如串珠、描画以及使用阿托品等方法，但临床实践中面临的主要难题是，病人往往难以完全遵循医生开具的处方和治疗方案进行康复，当儿童患者遇上枯燥重复的斜弱视康复训练时更是如此，用医学名词来说是“依从性差”。但如果将游戏化机制运用于医疗，就可以提升患者的依从性，可由斜弱视治疗拓展到近视防控、视疲劳缓解、干眼症治疗等。在认知领域，从原先主要集中在阿尔茨海默病（AD）、注意缺陷多动障碍（ADHD）和孤独症谱系障碍（ASD）的治疗，延伸至智力发育障碍以及发育性学习障碍的干预等多个方面；在疼痛领域，由局部颈肩肌肉疼痛缓解延伸至各种病因所致、累及各系统的急慢性疼痛全面管理等。适应症拓展也将使得游戏化数字医疗产品覆盖更广泛人群[226]。

图表 46　游戏化数字医疗扩充适应症范围

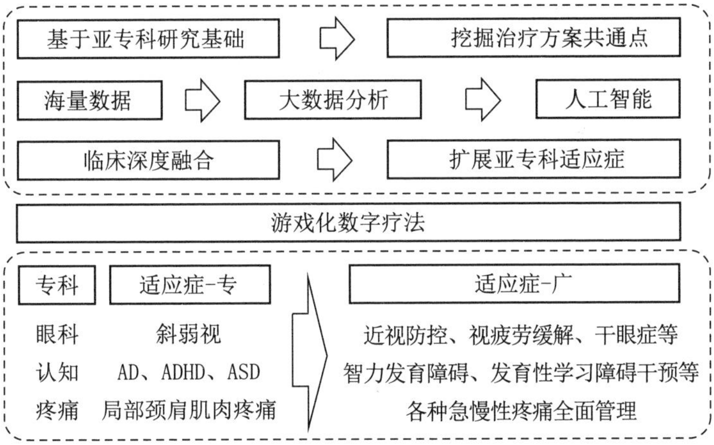

基于亚专科研究基础 → 挖掘治疗方案共通点
海量数据 → 大数据分析 → 人工智能
临床深度融合 → 扩展亚专科适应症
游戏化数字疗法

专科	适应症-专	适应症-广
眼科	斜弱视	近视防控、视疲劳缓解、干眼症等
认知	AD、ADHD、ASD	智力发育障碍、发育性学习障碍干预等
疼痛	局部颈肩肌肉疼痛	各种急慢性疼痛全面管理

儿科学专家表示，在治疗方面，涉及儿童康复的绝大多数内容（如发育迟缓、超重肥胖、特定性学习障碍等），未来都可能依托于游戏化数字医疗。

游戏化数字医疗产品应用范畴包括了糖尿病、溃疡性结肠炎和辅助戒烟等医学场景，用户涵盖青少年和 80 岁以上的老年患者，并展现出强大的应用前景。

6.1.3 覆盖疾病干预全链条

游戏化数字医疗作为一种新型治疗方法，可以在多环节中发挥作用，覆盖疾病预防、诊断、治疗、康复的全链条。目前大部分游戏化数字医疗仍专注于诊疗环节，未来需通过向预防和康复两端的进一步探索，覆盖更为普遍的人群[227]。

（1）**预防**——通过融入积分、勋章等游戏化元素，基于技术赋能的移动设备平台，能够更有效地开展医学科普教育，提升人群健康意识和知识积累，促进诸如疫苗接种、营养膳食、合理运动等健康行为，建立良好身心状态，减少患病可能性。

（2）**诊断**——基于互联网通信技术实现线上自我测评、咨询及问诊，融入游戏化机制提升患者评估诊断体验，进一步增强医疗服务的便捷性，推动疾病的早期发现和诊断。人工智能和大数据技术可为临床医生提供数据分析和评估的支持，进而为其诊断提供有力的支撑。

（3）**治疗**——基于数字技术和智能设备收集患者数据，辅助医生判断病情、定制个性化诊疗方案。融入游戏化机制优化治疗过程中的交互体验，提升医嘱执行效率和治疗配合度。

（4）**康复**——体感交互技术、虚拟现实技术为运动、作业、认知行为等康复治疗提供了覆盖各种训练场景的可能；游戏化机制的加入使得重复性训练中的目标和反馈更清晰、任务难度的调整更精准，减轻患者康复训练过程中的枯燥感，进一步提升其对康复计划的执行力和依从性，最终帮助高效恢复最佳功能状态。康复专家表示，若游戏化数字医疗能够从预防角度发挥作用，将会起到更加显著的临床效果。

图表 47　游戏化数字医疗在诊疗过程中发挥的价值和作用

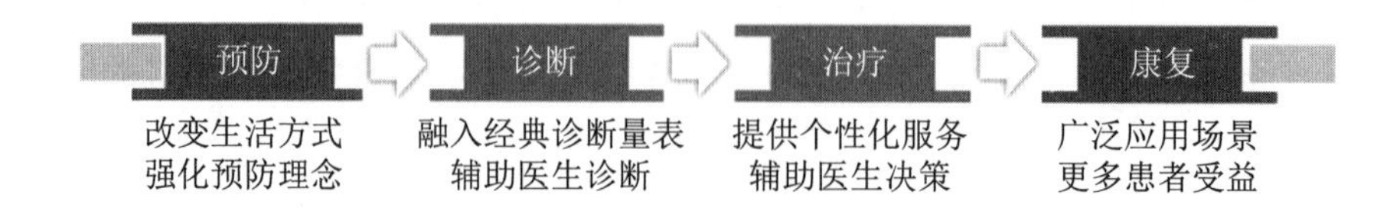

6.2 游戏化数字医疗发展蓝图

6.2.1 新兴数字化技术赋能游戏化数字医疗

随着科技的飞速进步和数字技术的不断创新，众多前沿技术如雨后春笋般涌现。这些技术包括物联网（IoT）、边缘计算、自然语言处理技术，还有引人入胜的增强现实（AR）、虚拟现实（VR）以及混合现实（MR）技术。此外，仿真技术、生物传感技术（如脑机接口）、智能感知技术，以及云计算和 AIGC 等也日臻成熟，共同推动着科技发展的巨轮滚滚向前。这些技术在电子游戏中的应用为游戏化数字医疗开辟了更大的发展空间[228]。

一方面，新兴技术优化患者与游戏化数字医疗产品的交互体验。物联网及边缘计算实时智能采集患者操作数据并给予快速反馈，减少交互过程中的卡顿问题；语音识别技术和自然语言处理技术为用户提供了全新的语音交互方式，从而显著提高了交互的直观性和便捷性；AR/VR 技术模拟治疗所需的各类场景，增加患者在交互过程中的真实感及沉浸感。

另一方面，新兴技术具备强大的多维度患者信息收集能力。在治疗过程中，先进的生物传感技术和智能感知技术可以收集除常规生命体征外的数据，如实时采集脑电活动（脑机接口）、生化及免疫指标（生物反馈传感器）、触摸反馈（触觉传感器）。游戏化数字医疗基于云计算平台和人工智能技术整合并解析上述数据，为临床医生的诊疗决策、医学教育和科学研究提供更为全面的依据及建议[228]。

6.2.2 游戏化数字医疗赋能医疗产业发展

新质生产力已成为未来发展的核心力量，游戏化数字医疗将基于新技术的应用，带来新业态和新模式，开创医疗新领域。2024 年 4 月在数字健康标准制修订工作研讨会上，数字健康标准制修订工作组正式成立，数字健康标准制修订工作组专家代表投票通过国内首个数字医疗团体标准——《呼吸功能数据监测分析软件专用技术条件》。并介绍了国内的“吸入治疗数字疗法”，该疗法创新性地融合了人工智能与5G物联网技术，有效解决了系统吸入患者的依从性难题，能远程实时监控关键生理指标，同时结合先进的语音大模型技术，为老年患者提供了一种无需依赖智能手机的便捷服务方式。系统可实时评估患者吸入技巧，并给出语音反馈指导，有效治疗依从性。在技术先进性上更进一步。近年来，随着数字化浪潮的推进，医疗健康领域正经历着前所未有的转型。各种创新性的数字技术、应用、业态、服务模式层出不穷，使数字健康和数字治疗的发展势不可挡，成为这个时代的必然趋势。

借助人工智能、物联网、大数据、5G等尖端科技的不断突破，数字健康服务的覆盖面和准确度都得到了大幅提升。从远程医疗、智能监测，到精准防治、预防干预，乃至虚拟现实辅助康复等，数字化正为医疗健康领域赋能，全面推进诊断方式的革新，优化服务体验，并对管理流程进行深度改革。

改进医疗资源合理配置，增进广大民众健康幸福感。游戏化数字医疗产品可以通过远程监测、线上问诊等模式在多场景中推广应用，提高社区医疗服务水平，提升居家诊疗方式的效用，减轻大型医疗机构诊疗负担。

促进跨行业协作，延展医疗卫生产业领域范畴。游戏化数字医疗产品为医疗机构创造了与科技公司、游戏公司、保险机构、健康管理等机构合作的机会，不仅为患者提供了更丰富新颖的医疗解决方案选择，还能进一步促进医疗产业创新与发展。

充分释放数据要素潜力，增强医疗行业市场竞争优势。游戏化数字医疗产品生成大量数据（包含但不限于：患者数据、支付数据、经济效益数据等），对社会经济学及医学科研具有巨大价值，这与国务院所倡导的“构建以数据为关键要素的数字经济”理念高度契合。将数据作为引擎，推动医疗产业实现持续、优质且高效地发展，不断挖掘和利用数据的潜力，为医疗产业的创新和进步注入强大动力。医疗机构通过利用数据进行医学科学研究，挖掘患者疾病变化过程中的数据规律，能够不断完善诊疗方案，促生先进治疗理念，提升诊治水平。此外，医疗机构能够通过数据分析和智能算法为每位患者提供定制化的治疗方案和健康管理计划，不仅提高治疗效果，还能提升患者感受和满意度，进而提升患者对医疗机构的认同感和忠诚度，增强医疗机构竞争力[229]。

6.2.3 游戏化数字医疗构建以人为本的健康生态

游戏化数字医疗崛起标志着注重患者体验的数字健康生态系统将要形成：以患者为中心，通过整合智能设备、传感器技术、人工智能算法等先进技术，融入游戏化机制，构建一个全方位的数字化健康生态系统，达成对患者进行个性化、全面、即时的监控与管理。在此过程中，需要政策提供强有力的支持、社会多人群参与共建，最终全面提升人群健康素养水平，这将成为医疗生态系统的颠覆性变革。

政策提供强力支持：政策为游戏化数字医疗发展提供明确的法律框架、监管指导以及必要资金，构建有利于其发展和应用的政策环境，如市场准入、行业标准、数据保护、数据利用等法规，还有对初创企业和科技创新的激励措施。明确的政策导向和实质性的支持措施，可以促进游戏化数字医疗解决方案的研发、更新、推广和应用，加速实现健康服务的普及和诊疗环境的改善。

社会多人群参与共建：社会人群多元参与使得游戏化数字医疗提供的产品和服务能够满足社会实际需求，强化产品和服务的可接受性和认可性等特征。这是游戏化数字医疗能够成功落地应用的关键因素。多元参与包括但不限于医院、基层医疗卫生机构、患者及家庭团体、社区机构、医疗技术公司、数据技术研发公司、互联网公司等等。通过社会多方参与游戏化数字医疗共建，可以提高民众对健康管理的认知水平，提供获取最新健康管理及治疗工具的途径，推动患者由传统的被动治疗方式向社区主动的健康管理方式转变。这不仅增强了医疗服务的包容性和可及性，也加强了社会对医疗事业的支持与信任[230]。

全面提升人群健康素养水平：游戏化数字医疗将最新数字技术不断融入诊疗过程，基于社会多人群共建完成以患者为中心的社会及医疗生态体系建设。同时，为了更有效地满足广大民众不断增长的健康需求，更需加快推进游戏化数字医疗技术的研发进程，并扩大其应用范围。以期不断提升公众的身体素质，进一步优化人们的生活品质，并助力培养全民的健康生活习惯，从而为实现“健康中国”的宏伟蓝图贡献力量。

结　语

《“健康中国 2030”规划纲要》中清晰设定了“健康中国”建设的具体目标：“到 2030 年全民健康素养大幅提升，健康生活方式得到全面普及，有利于健康的生产生活环境基本形成。”

游戏化数字医疗是将数字医疗、游戏心理学和技术相结合的一种新型医疗方式，它能够有效地应对当前诊疗体系中遇到的临床难题，例如患者配合度低、疗效不明显以及经济压力大等问题。目前，游戏化数字医疗已经在斜弱视治疗、认知障碍治疗、慢性病治疗 / 管理以及其他领域（如运动康复）中发挥了重要作用，患者及其家属，乃至临床医生，均能因此获得实实在在的益处。

随着游戏化数字医疗的日益普及和认可，我们应当更深入地探究临床医学需求、数字化技术和游戏心理学的交汇点。通过这三者的有机结合，我们可以进一步拓展游戏化数字医疗的应用范围，从而为患者和整个社会提供效率更高、质量更优、使用更便捷的医疗解决方案。这不仅能助力医疗产业服务升级，催生新的业务形态和运营模式，更能推动建立以人为本的完整医疗产业链，为提升全社会的健康福祉贡献更大的力量。

未来，游戏化数字医疗将不断与最新技术融合，成为大健康领域新质生产力的重要一环。在大健康产业新一轮变革中，数字化技术正逐渐渗透到医疗产业的各个环节，成为推动产业变革的新质生产力。游戏化数字医疗作为数字化技术在医疗领域的重要应用之一，尚处于早期发展阶段，其潜力和前景备受瞩目。我们有理由相信：随着对于游戏化数字医疗政策的陆续出台，以提升全民健康为己任的游戏化数字医疗的发展空间将更加广阔，推动“健康中国”目标早日实现!

参考文献

［1］薛鹏，白安颖，江宇，等．WHO 数字健康全球战略及对中国的启示［J］．中华预防医学杂志，2022，56（2）：218—221. DOI：10.3760/cma.j.cn112150-20210616-00589.

［2］DTA：What is a DTx?https：//dtxalliance.org/understanding-dtx/what-is-a-dtx/.

［3］张晨琪，韩挺．设计助力精神卫生领域数字疗法发展［J］．心理学通讯，2022，5（1）：14—18. DOI：10.12100/j.issn.2096-5494.222005.

［4］FDA：https：//www.fda.gov/news-events/press-announcements/fda-permits-marketing-mobile-medical-application-substance-use-disorder.

［5］石文惠，刘拓，赵玉明．数字疗法应用与发展展望［J］．中国医学前沿杂志（电子版），2023，15（12）：8—11. DOI：10.12037/YXQY.2023.12-02.

［6］国务院办公厅：《关于促进和规范健康医疗大数据应用发展的指导意见》，https：//www.gov.cn/zhengce/content/2016-06/24/content_5085091.htm.

［7］海南省人民政府办公厅：《海南省加快推进数字疗法产业发展的若干措施》，https：//www.hainan.gov.cn/hainan/szfbgtwj/202210/67b7f439e50a4f5e9a900fe161806666.shtml.

［8］海南省新闻办公室：《海南省提升医学科技创新能力新闻发布会》，https：//www.hainan.gov.cn/hainan/szfxwfbh/202306/da82ac5a69b84fca9e6

9f56268577449.shtml.

[9] 海南省卫生健康委员会:《海南省卫生健康委举办“海南省数字疗法产业创新赋能系列活动——数字疗法应用场景研讨”加快推进数字疗法创新应用》, https://wst.hainan.gov.cn/swjw/ywdt/tpxw/202303/t20230314_3377484.html.

[10] 湖南省医疗保障局:《关于完善“互联网+”医疗服务价格和医保支付政策的实施意见》, https://ybj.hunan.gov.cn/ybj/first113541/firstF/f2113606/202008/t20200826_13676012.html.

[11] 湖南省药品监督管理局:《第二类医疗器械(含体外诊断试剂)注册业务流程》, http://mpa.hunan.gov.cn/mpa/xxgk/tzgg/wjtz/202112/t20211210_21305840.html.

[12] 湖南省医疗器械行业协会:《医疗器械产业“湘”当有为 千亿目标仍需政策加持》, https://mp.weixin.qq.com/s?__biz=MzAxNjAxMTQ4Mw==&mid=2649252284&idx=1&sn=b7a832f17d335d2a97e6e445cd0dc13d&chksm=83e79808b490111e0ca292a7d938ab2426b0c7e41c0e29a50878f6f67537588d4daa6df6e21a&scene=27.

[13] 浙江省药品监督管理局:《关于省政协十三届一次会议第311号提案的答复》, http://mpa.zj.gov.cn/art/2023/8/10/art_1229218353_5153634.html.

[14] 浙江省药品监督管理局:《关于优化医疗器械注册审评审批的实施意见》, http://mpa.zj.gov.cn/art/2023/3/14/art_1228989285_58931939.html.

[15] 陕西省人民政府办公厅:《陕西省促进和规范健康医疗大数据应用发展实施方案》, http://www.shaanxi.gov.cn/zfxxgk/fdzdgknr/zcwj/nszfbgtwj/szbf/202208/t20220808_2235673.html.

[16] 陕西省人民政府办公厅:《陕西省“十四五”数字经济发展规划》, http://www.shaanxi.gov.cn/zfxxgk/zfgb/2022/d19q/202211/t20221110_2263736.html?eqid=a2bf41130001e856000000036447b114.

[17] 中共陕西省委、陕西省人民政府：《关于推动数字经济高质量发展的政策措施》，http：//www.shaanxi.gov.cn/zfxxgk/zcwjk/szf_14998/qtwj/202401/t20240126_2315239.html.

[18] 陕西省人民政府办公厅：《陕西省关于进一步完善医疗卫生服务体系的实施方案》，http：//www.shaanxi.gov.cn/zfxxgk/fdzdgknr/zcwj/nszfbgtwj/szbf/202401/t20240109_2313454.html.

[19] 北京市朝阳区人民政府：《北京朝阳发布数字医疗产业创新发展三年行动计划及专项支持政策　锚定数字医疗产业大力发展新质生产力》，http：//www.bjchy.gov.cn/dynamic/zwhd/4028805a8eea5332018eeac5712c0065.html.

[20] 甘肃省科学技术厅：《什么是虚拟现实技术？》，https：//mp.weixin.qq.com/s?__biz=MzAxMDI2NjE4MA==&mid=2707646867&idx=7&sn=1d5dfba6c05add90442b42bdc503e537&chksm=bfc53ab888b2b3ae86c0b3e7dc63ed3b05f4f3cbb3a0237cd2c8a3dba4c61e8b305ef1713fa3&scene=27.

[21] 王诗瑶，宁云凤，骆哲轩 . 沉浸式虚拟现实技术缓解血液透析患者焦虑情绪的研究进展［J］. 心理月刊，2023，18（14）：233—236. DOI：10.19738/j.cnki.psy.2023. 14.073.

[22] 吴骞华 . 增强现实（AR）技术应用与发展趋势［J］. 通讯世界，2019，26（01）：289—290. DOI：10.3969/j.issn.1006-4222.2019.01.186.

[23] 范美玉 . 健康数据科学学科建设现状及在健康医疗领域的应用［J］. 中国社会医学杂志，2023，40（05）：519—521. DOI：10.3969/j.issn.1673-5625.2023.05.004.

[24] 王玉申，杨光，杨凯，等 . 云计算与大数据技术在智慧医疗的应用策略［J］. 中国科技信息，2023（02）：135—137.

[25] Oh S，Choi J，Han DH，et al. Effects of game-based digital therapeutics on attention deficit hyperactivity disorder in children and adolescents as assessed

by parents or teachers: a systematic review and meta-analysis [J] . Eur Child Adolesc Psychiatry, 2024, 33 (2): 481—493. DOI: 10.1007/s00787-023-02174-z.

[26] Gallen CL, Anguera JA, Gerdes MR, et al. Enhancing neural markers of attention in children with ADHD using a digital therapeutic [J] . PLoS One, 2021, 16 (12): e0261981. DOI: 10.1371/journal.pone.0261981.

[27] Xiao S, Angjeli E, Wu HC, et al. Randomized Controlled Trial of a Dichoptic Digital Therapeutic for Amblyopia [J] . Ophthalmology, 2022, 129 (1): 77—85. DOI: 10.1016/j.ophtha.2021.09.001.

[28] Wygnanski-Jaffe T, Kushner BJ, Moshkovitz A, et al. An Eye-Tracking-Based Dichoptic Home Treatment for Amblyopia: A Multicenter Randomized Clinical Trial [J] . Ophthalmology, 2023, 130 (3): 274—285. DOI: 10.1016/j.ophtha.2022.10.020.

[29] Wygnanski-Jaffe T, Moshkovitz A, Kushner BJ, et al. Binocular Home Treatment for Amblyopia: Gains Stable for One Year [J] . Am J Ophthalmol, 2024, 262: 199—205. DOI: 10.1016/j.ajo.2024.02.004.

[30] Parks AC, Williams AL, Kackloudis GM, et al. The Effects of a Digital Well-Being Intervention on Patients with Chronic Conditions: Observational Study [J] . J Med Internet Res, 2020, 22 (1): e16211. DOI: 10.2196/16211.

[31] Montgomery RM, Boucher EM, Honomichl RD, et al. The Effects of a Digital Mental Health Intervention in Adults with Cardiovascular Disease Risk Factors: Analysis of Real-World User Data [J] . JMIR Cardio, 2021, 5 (2): e32351. DOI: 10.2196/32351.

[32] Boucher EM, Ward H, Miles CJ, et al. Effects of a Digital Mental Health Intervention on Perceived Stress and Rumination in Adolescents Aged 13 to 17

Years: Randomized Controlled Trial [J]. J Med Internet Res, 2024, 26: e54282. DOI: 10.2196/54282.

[33] Garcia-Agundez A, Folkerts AK, Konrad R, et al. Recent advances in rehabilitation for Parkinson's Disease with Exergames: A Systematic Review [J]. J Neuroeng Rehabil, 2019, 16 (1): 17. DOI: 10.1186/s12984-019-0492-1.

[34] 国家统计局:《中国人口普查年鉴——2020》, http: //www.stats.gov.cn/sj/pcsj/rkpc/7rp/zk/indexch.htm.

[35] 国家医疗保障局:《2022年医疗保障事业发展统计快报》, http: //www.nhsa.gov.cn/art/2023/3/9/art_7_10250.html.

[36] 国家医疗保障局:《全国医疗保障事业发展统计公报》, http: //www.nhsa.gov.cn/jrobot/search.do?webid=1&pg=&p=&tpl=&category=&q=%E5%85%A8%E5%9B%BD%E5%8C%BB%E7%96%97%E4%BF%9D%E9%9A%9C%E4%BA%8B%E4%B8%9A%E5%8F%91%E5%B1%95%E7%BB%9F%E8%AE%A1%E5%85%AC%E6%8A%A5.

[37] Denis F, Maurier L, Carillo K, et al. Early Detection of Neurodevelopmental Disorders of Toddlers and Postnatal Depression by Mobile Health App: Observational Cross-sectional Study [J]. JMIR Mhealth Uhealth. 2022 May 16; 10 (5): e38181. DOI: 10.2196/38181.

[38] Guide to cancer early diagnosis. Geneva: World Health Organization: 2017. Licence: CC BY-NC-SA 3.0 IGO.

[39] Papastavrou E, Charalambous A, Tsangari H, et al. The Burdensome and Depressive Experience of Caring: what cancer, schizophrenia, and Alzheimer's disease caregivers have in common [J]. Cancer Nurs, 2012, 35 (3): 187—194. DOI: 10.1097/NCC.0b013e31822cb4a0.

[40] Bynum JP, Rabins PV, Weller W, et al. The relationship between a dementia

diagnosis，chronicillness，medicare expenditures，and hospitaluse［J］. J Am Geriatr Soc，2004，52（2）：187—194. DOI：10.1111/j.1532-5415.2004.52054.x.

［41］梅斯医学：《〈中国儿童斜弱视数字治疗现状白皮书（2022）〉发布：儿童斜弱视治疗新趋势》，https：//mp.weixin.qq.com/s/0vVhlSS1XIM5cwLT9-OZiA.

［42］中华医学会儿科学分会发育行为学组．注意缺陷多动障碍早期识别、规范诊断和治疗的儿科专家共识［J］. 中华儿科杂志，2020，58（3）：188—193. DOI：10.3760/cma.j.issn.0578-1310.2020.03.006.

［43］中华医学会精神医学分会，中国医师协会精神科分会．中国成人注意缺陷多动障碍诊断和治疗专家共识（2023 版）［J］. 中华医学杂志，2023，103（28）：2133—2144. DOI：10.3760/cma.j.cn112137-20230322-00457.

［44］Jia L，Du Y，Chu L，et al. Prevalence，risk factors，and management of dementia and mild cognitive impairment in adults aged 60 years or older in China：a cross-sectional study［J］. Lancet Public Health，2020，5（12）：e661—e671.

［45］Huang Y，Wang Y，Wang H，et al. Prevalence of mental disorders in China：a cross-sectional epidemiological study［J］. Lancet Psychiatry，2019，6（3）：211—224. DOI：10.1016/S2215-0366（18）30511-X.

［46］马宁，陈润滋，张五芳，等．2020 年中国精神卫生资源状况分析［J］. 中华精神科杂志，2022，55（6）：459—468. DOI：10.3760/cma.j.cn113661-20220617-00158.

［47］韩月．我国各地区经济发展与医疗卫生事业发展的关系［J］. 中国卫生统计，2018，35（04）：603—604.

［48］国家数据：《分省年度数据——数据地图——卫生——医院数》，https：//

data.stats.gov.cn/mapdata.htm?cn=E0103.

[49] 经济合作与发展组织（OECD）健康数据：《Doctors》，https：//data.oecd.org/healthres/doctors.htm#indicator-chart.

[50] 姚慧玲，谌永毅，李洋洋 . 社区老年 2 型糖尿病患者居家护理需求现状及影响因素研究［J］. 河北北方学院学报（自然科学版），2022，38（06）：9—16. DOI：10.3969/j.issn.1673-1492.2022.06.003.

[51] Grand View Research：Digital Therapeutics Market Size，Share & Trends Analysis Report By Application（Diabetes，Obesity），By End Use（Patients，Providers，Payers，Employers），By Region，And Segment Forecasts，2023—2030. https：//www.grandviewresearch.com/industry-analysis/digital-therapeutics-market.

[52] mHealth Apps Market Size，Share & Trends Analysis Report By Type（Medical Apps，Fitness Apps），By Platform（Android，iOS），By Region，And Segment Forecasts，2024—2030 https：//www.grandviewresearch.com/industry-analysis/mhealth-app-market.

[53] Results of Akili's EndeavorRx™ Clinical Study Published in Nature Digital Medicine，Demonstrate Improvements in Pediatric ADHD Impairments and Symptoms in Daily Life. https：//www.businesswire.com/news/home/20210326005208/en/Results-of-Akili%E2%80%99s-EndeavorRx%E2%84%A2-Clinical-Study-Published-in-Nature-Digital-Medicine-Demonstrate-Improvements-in-Pediatric-ADHD-Impairments-and-Symptoms-in-Daily-Life.

[54] 腾讯官网：《创新解决方案高效识别眼疾》，https：//www.tencent.com.cn/zh-cn/articles/2201464.html.

[55] 澎湃新闻：《植入芯片接受脑机接口神经调控治疗，抑郁症男子讲述治疗

过程》，https：//baijiahao.baidu.com/s?id=1762425592221653929&wfr=spider&for=pc.

[56] TEKINBAS K S，ZIMMERMAN E. Rules of play：Game design fundamentals [M]. MIT press，2003.

[57] WIKIPEDIA C. List of video game genres [M]. Wikipedia，The Free Encyclopedia.

[58] Ernest Adams. Fundamentals of Game Design. Prentice Hall. 2006.

[59] Jennifer Grouling Cover. The Creation of Narrative in Tabletop Role-Playing Games. McFarland & Company. 2010.6.

[60] VERMEIR J F，WHITE M J，JOHNSON D，et al. The effects of gamification on computerized cognitive training：systematic review and meta-analysis [J]. JMIR serious games，2020，8（3）：e18644.

[61] XU J，LIO A，DHALIWAL H，et al. Psychological interventions of virtual gamification within academic intrinsic motivation：A systematic review [J]. Journal of Affective Disorders，2021，293（444）—65.

[62] SAILER M，HENSE J U，MAYR S K，et al. How gamification motivates：An experimental study of the effects of specific game design elements on psychological need satisfaction [J]. Computers in Human Behavior，2017，69（371）—80.

[63] GROENING C，BINNEWIES C. The More，the Merrier?—How Adding and Removing Game Design Elements Impact Motivation and Performance in a Gamification Environment [J]. International Journal of Human-Computer Interaction，2021，37（12）：1130—50.

[64] DECI E L，EGHRARI H，PATRICK B C，et al. Facilitating internalization：the self-determination theory perspective [J]. J Pers，1994，62（1）：119—42.

［65］VANSTEENKISTE M，RYAN R M，SOENENS B. Basic psychological need theory：Advancements，critical themes，and future directions［M］. Springer. 2020：1—31.

［66］UYSAL A，YILDIRIM I G. Self-determination theory in digital games［J］. Gamer psychology and behavior，2016，123—35.

［67］VERMEIR J F，WHITE M J，JOHNSON D，et al. The Effects of Gamification on Computerized Cognitive Training：Systematic Review and Meta-Analysis［J］. JMIR Serious Games，2020，8（3）：e18644.

［68］MIRVIS P H. Flow：The psychology of optimal experience［M］. JSTOR. 1991.

［69］HAMARI J，KOIVISTO J. Measuring flow in gamification：Dispositional Flow Scale-2［J］. Computers in Human Behavior，2014，40：133—43.

［70］OLIVEIRA W，PASTUSHENKO O，RODRIGUES L，et al. Does gamification affect flow experience? A systematic literature review［J］. arXiv preprint arXiv：210609942，2021.

［71］KHOSHNOUD S，IGARZáBAL F A，WITTMANN M. Peripheral-physiological and neural correlates of the flow experience while playing video games：A comprehensive review［J］. PeerJ，2020，8：e10520.

［72］KLASEN M，WEBER R，KIRCHER T T J，et al. Neural contributions to flow experience during video game playing［J］. Social Cognitive and Affective Neuroscience，2011，7（4）：485—95.

［73］CHIANG Y-T，LIN S S，CHENG C-Y，et al. Exploring Online Game Players' Flow Experiences and Positive Affect［J］. Turkish Online Journal of Educational Technology-TOJET，2011，10（1）：106—14.

［74］KHOSHNOUD S，ALVAREZ IGARZáBAL F，WITTMANN M. Brain-Heart

Interaction and the Experience of Flow While Playing a Video Game [J] . Frontiers in Human Neuroscience, 2022, 16 (819) 834.

[75] CHOU Y-K. Actionable gamification: Beyond points, badges, and leaderboards [M] . Packt Publishing Ltd, 2019.

[76] EWAIS S, ALLUHAIDAN A. Classification of stress management mHealth apps based on Octalysis framework [J] . 2015.

[77] KARAĆ J, STABAUER M. Gamification in E-Commerce: A Survey Based on the Octalysis Framework; proceedings of the HCI in Business, Government and Organizations Supporting Business: 4th International Conference, HCIBGO 2017, Held as Part of HCI International 2017, Vancouver, BC, Canada, July 9—14, 2017, Proceedings, Part II 4, F, 2017 [C] . Springer.

[78] SANCHEZ-GORDóN M-L, COLOMO-PALACIOS R, HERRANZ E. Gamification and human factors in quality management systems: mapping from octalysis framework to ISO 10018; proceedings of the Systems, Software and Services Process Improvement: 23rd European Conference, EuroSPI 2016, Graz, Austria, September 14—16, 2016, Proceedings 23, F, 2016 [C] . Springer.

[79] YFANTIS V, TSELES D. Exploring gamification in the public sector through the octalysis conceptual model; proceedings of the eRA-12International Sci Conf, F, 2017 [C] .

[80] MARINO M, JAMAL Z, ZITO P M. Pharmacodynamics [M] . Stat Pearls. Treasure Island (FL) ineligible companies. Disclosure: Zohaib Jamal declares no relevant financial relationships with ineligible companies. Disclosure: Patrick Zito declares no relevant financial relationships with ineligible companie; Stat Pearls Publishing Copyright © 2023.

[81] GROGAN S，PREUSS C V. Pharmacokinetics [M]. Stat Pearls. Treasure Island (FL) ineligible companies. Disclosure：Charles Preuss declares no relevant financial relationships with ineligible companies；Stat Pearls Publishing Copyright © 2023.

[82] 张嘉毅. 中国科学院研究团队发布《游戏技术——数实融合进程中的技术新集群》报告 [J]. 科技中国，2022，(8)：104.

[83] TURING A M. Intelligent Machinery [M]. 1912—1954.

[84] SAMUEL A L. Some studies in machine learning using the game of checkers [J]. IBM Journal of research and development，1959，3 (3)：210—29.

[85] 贺日兴，李家龙，董红路，等. 基于游戏引擎技术的地铁 3 维虚拟演练系统的开发与实现 [J]. 地理信息世界，2008，06 (3)：48—53.

[86] 范晓轩. 基于 AI 多模态识别的动作捕捉技术系统及应用实践分析 [J]. 现代电视技术，2023 (6)：63—66.

[87] 李秀丽，李珊，冯梦晨，等. 采用上肢运动游戏治疗卒中后轻度认知障碍并结合功能性近红外光谱技术进行疗效评估的研究 [J]. 中国康复，2023，38 (7)：412—416.

[88] 侯文军，卜瑶华，刘聪林. 虚拟数字人：元宇宙人际交互的技术性介质 [J]. 传媒，2023 (4)：25—27，29.

[89] 陈浩田，曹倩. 互动式虚拟病人系统 DxR Clinician 在临床医学模拟教学中的应用 [J]. 全科医学临床与教育，2023，21 (8)：726—729.

[90] 宋超，章文，洪云霞，等. 医学虚拟仿真教学的人工智能化前景探讨 [J]. 医学教育研究与实践，2023，31 (5)：515—519.

[91] 吴佳男. 扩增实境 (AR)：医疗应用前景可期 [J]. 中国医院院长，2017 (2)：87.

[92] 薛梦，李悠，常婷，等. 扩展现实技术在神经病学教学中的应用和进展

［J］. 医学教育研究与实践，2023，31（4）：494—499.

［93］李思敬，王林 . 扩展现实技术在骨科临床中的应用［J］. 中华创伤骨科杂志，2024，26（1）：50—56.

［94］CHEN LK，WOO J，ASSANTACHAI P，et al. Asian Working Group for Sarcopenia：2019 Consensus Update on Sarcopenia Diagnosis and Treatment. J Am Med Dir Assoc. 2020；21（3）：300—307.e2.

［95］中华医学会儿科学分会发育行为学组，中国医师协会儿科分会儿童保健专业委员会，儿童孤独症诊断与防治技术和标准研究项目专家组 . 孤独症谱系障碍儿童早期识别筛查和早期干预专家共识［J］. 中华儿科杂志，2017，55（12）：890—897. DOI：10.3760/cma.j.issn.0578-1310.2017.12.004.

［96］孙凯 . 抗精神病药物不良反应报告分析［J］. 中国卫生产业，2011，8（Z5）：43. DOI：10.16659/j.cnki.1672-5654.2011.z5.091.

［97］郝佼芝，吴晓静，孙平 . 叶酸联合维生素 B_{12} 治疗阿尔茨海默病临床疗效及相关指标的研究［J］. 中国疗养医学，2024，33（4）：78—81. DOI：10.13517/j.cnki.ccm.2024.04.017.

［98］Hughes，Dyfrig A.，et al. “The impact of non—compliance on the cost—effectiveness of pharmaceuticals：a review of the literature.” Health economics 10.7（2001）：601—615.

［99］Green J H. Frequent rehospitalization and noncompliance with treatment［J］. Psychiatric Services，1988，39（9）：963—966.

［100］柏成武 . 中医针灸治疗中风后遗症的临床效果分析［J］. 中国实用医药，2021，16（6）：139—141.

［101］李霞，白小岗，马越等 . 1 型糖尿病患者住院血糖、并发症分布特征及相关影响因素分析［J］. 中国临床医生杂志，2023，51（12）：1428—1434.

［102］祝蕃，王杨 . 稳定型心绞痛患者替格瑞洛服药依从性及对心血管不良

事件的影响［J］. 中国卫生工程学，2020，19（03）：378—380. DOI：10.19937/j.issn.1671-4199.2020.03.022.

［103］Herschbach，P.，et al. “Psychological problems of cancer patients：a cancer distress screening with a cancer-specific questionnaire.” British journal of cancer 91.3（2004）：504—511.

［104］吴园园，王慧敏，何阮慧等. 慢性牙周炎患者心理健康与治疗依从性的相关分析［J］. 中华全科医学，2023，21（12）：2053—2056. DOI：10.16766/j.cnki.issn.1674-4152.003288.

［105］黄政杰. 糖尿病患者心理问题的现状与析因研究［D］. 汕头大学，2022. DOI：10.27295/d.cnki.gstou.2022.000577.

［106］国家卫生健康委办公厅. 阿尔茨海默病的诊疗规范（2020 年版）［J］. 全科医学临床与教育，2021，19（1）：4—6. DOI：10.13558/j.cnki.issn1672-3686.2021. 001.002.

［107］中华医学会神经病学分会痴呆与认知障碍学组. 阿尔茨海默病源性轻度认知障碍诊疗中国专家共识 2021［J］. 中华神经科杂志，2022，55（5）：421—440. DOI：10.3760/cma.j.cn113694-20211004-00679.

［108］静进，王馨. 孤独症谱系障碍的多学科合作研究与干预［J］. 中国实用儿科杂志，2019，34（08）：628—632. DOI：10.19538/j.ek2019080603.

［109］Lord，Catherine，et al. “Autism spectrum disorder.” The lancet 392.10146（2018）：508—520.

［110］赵宁侠，宋虎杰，杜晓刚等. 中医儿科临床诊疗指南·孤独症谱系障碍［J］. 中华中医药杂志，2023，38（07）：3231—3236.

［111］孙榛誉. 沙盘游戏疗法联合康复训练治疗孤独症儿童的效果观察［J］. 黑龙江医学，2022，46（20）：2512—2514.

［112］Guideline for the pharmacological treatment of hypertension in adults

[Internet]. Geneva: World Health Organization; 2021. PMID: 34495610.

[113] 中华医学会，中华医学会临床药学分会，中华医学会杂志社，中华医学会全科医学分会，中华医学会《中华全科医师杂志》编辑委员会，基层医疗卫生机构合理用药指南编写专家组.高血压基层合理用药指南[J].中华全科医师杂志，2021，20(1): 21—28. DOI: 10.3760/cma.j.cn114798-20201118-01164.

[114] 医保局:《集采、医保谈判药品销售价格公示》，http: //oss.sdhospital.com.cn/20211225/091426244.pdf.

[115] 李红，汪梅朵，黄华玲等.对老年慢性病患者照顾者家庭负担的调查分析[J].中华护理杂志，2009，44(06): 561—564.

[116] 王荫华，纪勇.世界阿尔茨海默病发展现状[J].中国现代神经疾病杂志，2015，15(7): 507—511.

[117] Papastavrou E, Charalambous A, Tsangari H, et al. The Burdensome and Depressive Experience of Caring [J]. Cancer Nursing, 2012, 35(3): 187—194.

[118] Bynum JP, Rabins PV, Weller W, et al. The relationship between a dementia diagnosis, chronicillness, medicare expenditures, and hospitaluse [J]. JAmGeriatrSoc, 2004, 52(2): 187—194.

[119] 李小卫，王志稳，邓永萍等.公立养老机构痴呆老人照顾费用及其影响因素研究[J].中国护理管理，2015，15(07): 782—785.

[120] 雷婷.苏州市接受机构护理的老年期痴呆的疾病经济负担及影响因素研究[D].苏州大学，2012.

[121] 张姬，董鹤，刘枝健，等.无陪护管理模式的应用现状与展望[J].中国疗养医学，2024，33(3): 60—63. DOI: 10.13517/j.cnki.ccm.2024.03.013.

[122] 赵文，李思汉，李灿东.基于健康状态探讨治未病现代发展[J].中华中

医药杂志，2019，34（07）：2845—2848.

［123］叶文佳，周周，程康耀，等．游戏化设计在癌症病人智能运动管理项目中的应用研究进展［J］．护理研究，2023，37（04）：635—639.

［124］蒋凤，黄金，赵梅村，等．国外游戏化在医疗健康领域中的应用现状［J］．解放军护理杂志，2020，37（11）：63—66.

［125］Abas，S. A.，Ismail，N.，Zakaria，Y.，Yasin，S. M.，Ibrahim，K.，Ismail，I.，Razali，A.，Sherzkawi，M. A.，& Ahmad，N.（2024）. Enhancing tuberculosis treatment adherence and motivation through gamified real-time mobile app utilization：a single-arm intervention study.

［126］Ishizuka，K.，Shikino，K.，Kasai，H.，Hoshina，Y.，Miura，S.，Tsukamoto，T.，Yamauchi，K.，Ito，S.，& Ikusaka，M.（2023）. The influence of Gamification on medical students' diagnostic decision making and awareness of medical cost：a mixed-method study.

［127］Huang，X.，Xiang，X.，Liu，Y.，Wang，Z.，Jiang，Z.，& Huang，L.（2023）. The Use of Gamification in the Self-Management of Patients with Chronic Diseases：Scoping Review.

［128］杨怡妮，罗远芳，樊维佳．医疗游戏在小儿耳鼻喉科医患沟通中的应用研究［J］．中国医学伦理学，2023，36（09）：1046—1050.

［129］Li，Y.，Phan，H.，Law，A. V.，Baskys，A.，& Roosan，D.（2023）. Gamification to Improve Medication Adherence：A Mixed-method Usability Study for MedScrab.

［130］刘畅畅，朱颖，朱文礼等．双相情感障碍患者病耻感/自尊/自知力与应对方式的路径分析［J］．临床心身疾病杂志，2023，29（05）：69—75.

［131］Ning，Y.，Jia，Z.，Zhu，R.，Ding，Y.，Wang，Q.，& Han，S.（2022）. Effect and feasibility of gamification interventions for improving physical activity and health-related outcomes in cancer survivors：an early systematic review and meta-analysis.

[132] 谢丽月，杨银锦，冯友清 . 治疗性游戏在儿童慢性病护理中的应用研究进展 [J] . 现代医药卫生，2023，39（16）：2822—2825.

[133] 赵莹 . 视觉功能训练对斜弱视儿童视力的影响 [J] . 医疗装备，2020，33（24）：122—123.

[134] Nova Sight：https：//nova-sight.com/curesight-amblyopia-treatment/.

[135] P.M. NISCHAL. WHO releases its first world report on Vision [J] . The National medical journal of India，2019，32（6）：383—384.

[136] 弗若斯特沙利 . 中国儿童斜弱视数字治疗现状蓝皮书 [R] . 中国，实景医疗 .

[137] Levi M D. Rethinking amblyopia 2020 [J] . Vision Research，2020，176：118—129.

[138] 中华医学会眼科学分会斜视与小儿眼科学组，中国医师协会眼科医师分会斜视与小儿眼科学组 . 中国儿童弱视防治专家共识（2021 年）[J] . 中华眼科杂志，2021，57（5）：336—340.

[139] PAPAGEO R GIOU E，ASP R OUDIS I，MACONACHIE G，et al. The treatment of amblyopia：current practice and emerging trends [J] . Graefes Arch Clin Exp Ophthalmol，2019，257（6）：1061—1078.

[140] 陈理，白宁艳，杨豪 . 弱视治疗新进展 [J] . 现代医学，2023，51（08）：1165—1170.

[141] CRUZ O.A.，REPKA M.X.，HERCINOVIC A.，et al. Amblyopia Preferred Practice Pattern [J] . Ophthalmology，2023，130（3）：P136—P178. DOI：10.1016/j.ophtha.2022.11.003.

[142] SPRUNGER D.T.，LAMBERT S.R.，HERCINOVIC A.，et al. Esotropia

and Exotropia Preferred Practice Pattern?［J］. Ophthalmology，2023，130（3）：P179—P221. DOI：10.1016/j.ophtha.2022.11.002.

［143］赵晨，姚静 . 规范斜视的诊断和治疗：解读美国眼科学会内斜视和外斜视 2017 年版临床指南［J］. 中华眼科杂志，2020，56（3）：176—182.

［144］张震英，闫小艺，田春雨 . 视感知觉训练对不同类型和程度弱视儿童的疗效观察［J］. 中国中医眼科杂志，2019，29（6）：451—454，458.

［145］赵莹 . 视觉功能训练对斜弱视儿童视力的影响［J］. 医疗装备，2020，33（12）：122—123.

［146］陆作生，赵修涵，谭丽 . 视觉训练：防控儿童青少年视力低下的方法及应用［J］. 上海体育学院学报，2020，44（8）：27—32.

［147］吴叶红，王曦琅 . 屈光参差性弱视与斜视性弱视患儿视放射发育情况对比研究：基于扩散张量成像检查［J］. 眼科新进展，2021，41（4）：346—349.

［148］李洪霞 . 多媒体视功能综合训练治疗儿童弱视的临床效果［J］. 妇儿健康导刊，2024，3（2）：81—84.

［149］梅斯 . 中国儿童斜弱视数字治疗现状白皮书（2022）［R］. 中国，梅西医疗资源 .

［150］EASTGATE RM，GRIFFITHS GD，WADDINGHAM PE，et al. Modified virtual reality technology for treatment of amblyopia［J］. Eye，2006，20（3）：370—374.

［151］李其鑫，陈蔚. 关注数字疗法在眼健康领域的应用［J/OL］. 中华眼科医学杂志（电子版），2023，13（3）：129—133.

［152］《神经病学》第 3 版，主编吴江，贾建平，人民卫生出版社，2018 年 10 月 .

［153］人民健康与中国老年保健协会阿尔茨海默病分会联合发布《阿尔茨海默

病患者需求洞察报告》，https：//baijiahao.baidu.com/s?id=1777564850347567821&wfr=spider&for=pc.

[154] Jia L，Du Y，Chu L，et al. COAST Group. Lancet Public Health. 2020 Dec；5（12）：e661—e671. doi：10.1016/S2468—2667（20）30185-7. PMID：33271079.

[155] 徐勇，王军，王虹峥，等 .2023 中国阿尔茨海默病数据与防控策略［J］. 阿尔茨海默病及相关病杂志，2023，6（03）：175—192+173.

[156] 柯晓燕，徐秀，陈立，等 . 学龄前注意缺陷多动障碍儿童实施行为管理的专家共识［J］. 中国循证儿科杂志，2022，17（04）：274—280.

[157] 郑毅，刘靖 . 中国儿童注意缺陷多动障碍（ADHD）防治指南［M］. 2 版 . 北京：中华医学电子音像出版社，2015：17—122.

[158] Singh A，Yeh CJ，Verma N，et al. Overview of Attention Deficit Hyperactivity Disorder in Young Children［J］. Health Psychol Res，2015，3（2）：2115.

[159] Liu A，Y Xu，Q Yan，et al. The prevalence of attention deficit/hyperactivity disorder among Chinese children and adolescents［J］. Sci Rep，2018，8（1）：11169.

[160] 甘思琪 . 英语新闻类文本中复杂后置修饰语的翻译［D］. 辽宁师范大学，2023. DOI：10.27212/d.cnki.glnsu.2023.001405.

[161] MUKHERJEE S B. Autism spectrum disorder-diagnosis and management［J］. The Indian Journal of Pediatrics，2017，84（4）：307—314.

[162] KODAK T，BERGMANN S. Autism spectrum disorder［J］. Pediatric Clinics of North America，2020，67（3）：525—535.

[163] SUN X，ALLISON C，WEI L P，et al. Autism prevalence in China is comparable to Western prevalence［J］. Mol Autism，2019，10：7.

[164] 曹春红，何玉莹，郭凤宜，等. 西安市城区托幼机构孤独症谱系障碍儿童现患率调查[J]. 中华实用儿科临床杂志，2021，36（1）：50—53.

[165] 王鹤鹏，陈艳妮，闫莹玉，等. 2020年美国国家孤独症专业发展中心（NPDC）循证实践报告解读和建议[J]. 中国实用儿科杂志，2021，36（3）：161—169.

[166] 贾美香. 国内孤独症群体现状[C]// 第十二届年会暨中国残疾人康复协会精神残疾康复专业委员会第二届研讨会. 建水：中国心理卫生协会残疾人心理卫生分会，2018：14—15.

[167] Nikolova VL，Hall MRB，Hall LJ，etal. Perturbations in gut microbiota composition in psychiatric disorders：a review and meta-analysis [J]. JAMA Psychiatry，2021，78（12）：1343—1354.

[168] 刘洋，向春晨，张玉梅. 数字疗法在卒中康复中的应用进展[J]. 中国卒中杂志，2023，18（11）：1324—1330.

[169] 中华医学会神经病学分会痴呆与认知障碍学组，认知数字疗法中国专家共识写作组. 认知数字疗法中国专家共识（2023）[J]. 中华医学杂志，2023，103（9）：640—647. DOI：10.3760/cma. j.cn112137-20221121-02441.

[170] 周路路，陆媛，刘亚林，等. 轻度认知障碍非药物治疗研究进展[J]. 中国全科医学，2021，24（31）：4027—4031.

[171] VALENTIN L. Can digital games be a way of improving the neuroplasticity in stroke damage? Can the adult brain grow new cells or rewire itself in response to a new experience? [J]. Open J Med Psychol，2017，6（2）：153—165.

[172] ANGUERA J A，BOCCANFUSO J，RINTOUL J L，et al. Video game training enhances cognitive control in older adults [J]. Nature，2013，501（7465）：97—101.

[173] Biskupiak，Zack，et al. “Digital Therapeutics for Improving Effectiveness

of Pharmaceutical Drugs and Biological Products：Preclinical and Clinical Studies Supporting Development of Drug+ Digital Combination Therapies for Chronic Diseases." Journal of Clinical Medicine 13.2（2024）：403.

［174］竺腾，莫苡楠，金瑞琳，等 . 数字疗法在精神科的临床应用与发展［J］. 中国神经精神疾病杂志，2023，49（10）：625—630.

［175］Wu，Xuesen，et al. "Global trends and hotspots in the digital therapeutics of autism spectrum disorders：a bibliometric analysis from 2002 to 2022." Frontiers in Psychiatry 14（2023）：1126404.

［176］刘琨 . 游戏疗法指导下的老年群体社区设施设计研究［D］. 北京：北京林业大学，2021：24—27.

［177］李杨 . "健康中国" 背景下创新设计健康类数字产品 . 新华日报，2023 年 12 月 1 日，第 014 版 .

［178］王然，王亨，孙武钢，等 . 电子游戏用于疾病辅助治疗的研究进展［J］. 科技导报，2013，31（22）：73—79.

［179］PANDIAN G S B，JAIN A，RAZA Q，et al. Digital health interventions（DHI）for the treatment of attention deficit hyperactivity disorder（ADHD）in children — a comparative review of literature among various treatment and DHI［J］. Psychiatry Res，2021，297：113742.

［180］DELGADO-GÓMEZ D，PEÑUELAS-CALVO I，MASÓ- BESGA A E，et al. Microsoft Kinect-based continuous performance test：an objective attention deficit hyperactivity disorder assessment［J］. J Med Internet Res，2017，19（3）：e79.

［181］ARECES D，RODRÍGUEZ C，GARCÍA T，et al. Efficacy of a continuous performance test based on virtual reality in the diagnosis of ADHD and its clinical presentations［J］. J Atten Disord，2018，22（11）：1081—1091.

[182] SERRANO-BARROSO A, SIUGZDAITE R, GUERREROCUBERO J, et al. Detecting attention levels in ADHD children with a video game and the measurement of brain activity with a single-channel BCI headset [J] . Sensors (Basel), 2021, 21 (9): 3221.

[183] LUO J, HUANG H, WANG S, et al. A Wearable Diagnostic Assessment System vs. SNAP-IV for the auxiliary diagnosis of ADHD: a diagnostic test [J] . BMC Psychiatry, 2022, 22 (1): 415.

[184] DELGADO-GÓMEZ D, SÚJAR A, ARDOY-CUADROS J, et al. Objective assessment of attention-deficit hyperactivity disorder (ADHD) using an infinite runner-based computer game: a pilot study [J] . Brain Sci, 2020, 10 (10): 716.

[185] 涂寒露 . 通用设计理念下早期阿尔茨海默患者益智产品设计研究 [D] . 武汉理工大学, 2019.

[186] 姜伟 . 基于群体心理效应的老年认知训练游戏产品设计 . 燕山大学硕士论文 . 2023 年 8 月 .

[187] LIM C G, POH X W W, FUNG S S D, et al. A randomized controlled trial of a brain-computer interface based attention training program for ADHD [J] . PLoS One, 2019, 14 (5): e0216225.

[188] RODRIGO-YANGUAS M, MARTIN-MORATINOS M, MENENDEZ-GARCIA A, et al. A virtual reality game (the Secret Trail of Moon) for treating attention-deficit/ hyperactivity disorder: development and usability study [J] . JMIR Serious Games, 2021, 9 (3): e26824.

[189] Van Den Berk-Smeekens I, Vanongen-Boomsma M, DeKorte MWP, et al. Adherence and acceptability of a robot-assisted Pivotal Response Treatment protocol for children with autism spectrum disorder. SciRep, 2020, 10: 8110.

[190] Chen M，Xiao W，Hu L，et al. Cognitive wearable robotics for autism perception enhancement. ACM Trans Internet Technol，2021，21：1—16.

[191] Green C S，Bavelier D. Learning，attentional control，and action video games [J]. Current biology，2012，22（6）：R197—R206.

[192] Bavelier D，Green C S. Enhancing attentional control：lessons from action video games [J]. Neuron，2019，104（1）：147—163.

[193] 数药智能微信公众号:《使用指南|专数达®注意力强化训练软件：ADHD非药物治疗的更优选择》，https：//mp.weixin.qq.com/s/-fZAxXyRmYuLVOhjOL- Eng.

[194] The Lancet Digital Health：A novel digital intervention for actively reducing severity of paediatric ADHD（STARS-ADHD）：a randomised controlled trial，https：//www.thelancet.com/journals/landig/article/PIIS2589-7500（20）30017-0/fulltext.

[195] Akili：Akili Releases Endeavor OTCTM Video Game Treatment to Improve Attention in Adults with ADHD. https：//investors.akiliinteractive.com/news/news-details/2023/Akili-Releases-EndeavorOTCTM-Video-Game-Treatment-to-Improve-Attention-in-Adults-with-ADHD/default.aspx.

[196] Akili：Endeavor OTC：https：//www.endeavorotc.com/evidence/.

[197] 世界卫生组织:《非传染性疾病》，https：//www.who.int/zh/news-room/fact-sheets/detail/noncommunicable-diseases.

[198] 中国居民营养与慢性病状况报告（2020年）[J]. 营养学报，2020，42（06）：521.

[199] 中国健康管理协会. 慢性病健康管理规范（T/CHAA 007-2019）[J]. 中华流行病学杂志，2020，41（1）：6—8. DOI：10.3760/cma.j.issn.0254-6450.2020.01.002.

[200] Li J，Wei D，Liu S，Li M，Chen X，Chen L，Wu Y，Zhou W，Ouyang L，Tan C，Meng H，Tong N，Efficiency of an mHealth App and Chest-Wearable Remote Exercise Monitoring Intervention in Patients with Type 2 Diabetes：A Prospective，Multicenter Randomized Controlled Trial JMIR Mhealth Uhealth 2021；9（2）：e23338 URL：DOI：10.2196/23338.

[201] 朱璇，陈爱云 . 国外经典慢性病管理模式对我国慢性病管理的启示［J］. 中国全科医学，2023，26（1）：21-26. DOI：10.12114/j.issn.1007-9572.2022.0370.

[202] 海南省卫生健康委员会 .《数字疗法全球报告（2022）》发布，近十万字最全记录行业探索，https：//wst.hainan.gov.cn/swjw/ywdt/zwdt/202208/t20220801_3240329.html.

[203] Huang X，Xiang X，Liu Y，Wang Z，Jiang Z，Huang L. The Use of Gamification in the Self-Management of Patients With Chronic Diseases：Scoping Review. JMIR Serious Games 2023；11：e39019. DOI：10.2196/39019.

[204] 陈秀华，范叶梅，刘双 . 实时动态血糖监测系统在儿童糖尿病中的应用进展［J］. 中国医药指南，2023，21（18）：69—1+75. DOI：10.15912/j.cnki.gocm.2023.18. 0 16.

[205] 苏美凤 . 基于 VR 技术的老年人上肢康复训练项目设计研究 . 硕士 thesis，广东工业大学，2021.

[206] Davis J，Bass A，Humphrey L，Texter K，Garee A. Early integration of palliative care in families of children with single ventricle congenital heart defects：a quality improvement project to enhance family support. Pediatr Cardiol 2020，41（1）：114—122.

[207] 梁亚文，路培，岳彩茹 . 基于游戏训练的肺康复锻炼在成人重症支气管

哮喘中的应用及对血气水平和运动能力的影响研究．中国医学工程 2024，32（01）：117—120.

［208］张晓霞，郑英，楼鲁萍．医院游戏在儿童术前访视中的应用［J］．中华护理杂志，2006，（04）：366—367.

［209］国家药品监督管理局医疗器械技术审评中心：《医疗器械软件注册审查指导原则（2022 年修订版）》https：//www.cmde.org.cn//flfg/zdyz/zdyzwbk/20220309091706965.html.

［210］《中华人民共和国国务院：医疗器械监督管理条例》，https：//www.gov.cn/banshi/2005-08/02/content_19135.html.

［211］国家食品药品监督管理总局：《医疗器械分类目录》（2018 年新版），https：//www.nmpa.gov.cn/wwwroot/gyx02302/flml.htm.

［212］商君婷，陈燕，赵军亚，等．数字化健康干预在青少年癌症患者安宁疗护中的应用进展［J］．中华护理杂志，2023，58（23）：2940—2944.

［213］Finucane AM，O'Donnell H，Lugton J，et al. Digital health interventions in palliative care：a systematic meta-review［J］. NPJDigit Med，2021，4（1）：64.

［214］宣晶．打破游戏与医疗“次元壁”，“数字药物”走进现实［N］．文汇报，2022-10-10（005）．DOI：10.28814/n.cnki.nwehu.2022.003207.

［215］PEREIRA P，DUARTE E，REBELO F，et al. A review of gamification for health-related contexts［M/OL］.

［216］Marcus A，ed. // Design，User Experience，and Usability. User Experience Design for Diverse Interaction Platforms and Environments.Cham：Springer International Publishing，2014：742—753.

［217］郑洪新．中医基础理论．北京：中国中医药出版社，2016.

［218］贾天荣．当游戏成为“电子处方药”［N］．IT 时报，2023-08-04（006）.

DOI：10.28404/n.cnki.nitsd.2023.000354.

[219] 蒋凤，黄金，赵梅村，等.国外游戏化在医疗健康领域中的应用现状[J].解放军护理杂志，2020，37（11）：63—66.

[220] 陈坤，于春光，田润溪，等.国际游戏化移动医疗领域的研究进展与趋势——基于 Web of Science 数据库的可视化分析[J].中国数字医学，2023，18（07）：106—115.

[221] 李杨."健康中国"背景下创新设计健康类数字产品[N].新华日报，2023-12-01（014）.

[222] MCKEOWN S，SAFETY B P. Gamification for healthcare improvement [J/OL].（2017-08-23）[2022-11-02]. https：//goo.gl/I7N6D6.

[223] CAPONNETTO P，TRISCARI S，MAGLIA M，et al. The simulation game-virtual reality therapy for the treatment of social anxiety disorder：a systematic review [J]. International Journal of Environmental Research and Public Health，2021，18（24）：13209.

[224] RODRIGO-YANGUAS M，GONZÁLEZ-TARDÓN C，Bella-Fernández M，et al. Serious video games：angels or demons in patients with attention-deficit hyperactivity disorder? a quasi-systematic review [J]. Frontiers in Psychiatry，2022（13）：798480.

[225] 国务院办公厅：《关于促进和规范健康医疗大数据应用发展的指导意见》，https：//www.gov.cn/xinwen/2016-06/24/content_5085211.htm.

[226] 海南省人民政府：《海南省加快推进数字疗法产业发展的若干措施》，https：//www.hainan.gov.cn/hainan/szfbgtwj/202210/67b7f439e50a4f5e9a900fe161806666.shtml.

[227] 海南省人民政府：《海南省提升医学科技创新能力新闻发布会》，https：//www.hainan.gov.cn/hainan/szfxwfbh/202306/da82ac5a69b84fca9e6

9f56268577449.shtml.

[228] 中华人民共和国中央人民政府:《湖南出台“互联网+”医疗服务价格管理政策》, https://www.gov.cn/xinwen/2020-09/01/content_5539022.htm.

[229] 湖南省药品监督管理局:《关于发布第二类医疗器械(含体外诊断试剂)注册业务流程的公告》, https://mpa.hunan.gov.cn/mpa/xxgk/tzgg/wjtz/202112/t20211210_21305840.html.

[230] 湖南省医疗器械行业协会:《医疗器械产业“湘”当有为 千亿目标仍需政策加持》, http://www.hnamdi.com/n/117030.htm.